ANDRÉ BORBA

DESENHANDO UM NOVO OLHAR

A TÃO SONHADA CIRURGIA PLÁSTICA DAS PÁLPEBRAS

Guia médico completo sobre a blefaroplastia

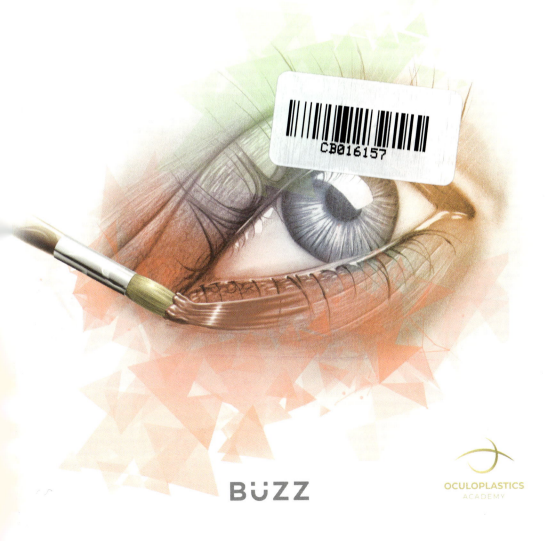

BUZZ

OCULOPLASTICS
ACADEMY

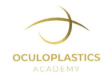

ANDRÉ BORBA

DESENHANDO UM NOVO OLHAR

A TÃO SONHADA CIRURGIA PLÁSTICA DAS PÁLPEBRAS

Guia médico completo sobre a blefaroplastia

BUZZ

© 2022, Buzz Editora

Publisher Anderson Cavalcante

Editora Tamires von Atzingen

Coordenação Editorial Andrea T. H. Furushima e Lia Buratto

Projeto gráfico e Diagramação Andrea T. H. Furushima

Capa Vagner Coelho e Andrea T. H. Furushima

Ilustrações Vagner Coelho (vagnercoelho.com)

Tratamento de imagem Mika Dias, Sidnei Sanches e William Magri (Produto Clicado – produtoclicado.com.br)

Bancos de imagens Shutterstock, Freepik

Revisão Lia Buratto e Letícia Saracini

Dados Internacionais de Catalogação na Publicação (CIP) de acordo com o ISBD

B786d	Borba, André.
	Desenhando um novo olhar: a tão sonhada cirurgia plástica das pálpebras / André Borba. - São Paulo : Buzz Editora, 2022.
	160 p. ; 16cm x 23cm.
	ISBN 978-65-5393-090-2
	1. Medicina. 2. Cirurgia plástica. 3. Procedimento estético. 4. Pálpebras. I. Título.

CDD 610

2022-2331

CDU 61

Elaborado por: Odilio Hilario Moreira Junior - CRB-8/9949

Índices para catálogo sistemático:

1. Medicina 610
2. Medicina 61

Todos os direitos reservados à:
Buzz Editora Ltda.
Av. Paulista, 726 – mezanino
CEP: 01310-000 – São Paulo, SP
[55 11] 4171 2317
www.buzzeditora.com.br

Oh! Bendito o que semeia
Livros... livros à mão cheia...
E manda o povo pensar!
O livro caindo n'alma
É germe — que faz a palma,
É chuva — que faz o mar.

Castro Alves
O Livro e a América

AGRADECIMENTOS

Agradeço a Deus, nosso criador, que me direciona a todo instante.

Gratidão àqueles que participaram da realização deste projeto: família, amigos, colaboradores da clínica e da Oculoplastics Academy.

Dedico especiais agradecimentos aos meus estimados pacientes que me instigam diariamente ao exercício do amor, à profissão com comprometimento, ética e alegria de viver.

APRESENTAÇÃO

Sempre que falamos sobre as pálpebras, falamos sobre olhos e visão. A plástica ocular é considerada uma subespecialidade da Oftalmologia e trata das deformidades e anormalidades das pálpebras, do sistema lacrimal, da órbita (cavidade óssea que circunda o olho) e das áreas faciais anexas aos olhos. Seu nome técnico é **blefaroplastia**, mas é conhecida popularmente como cirurgia plástica das pálpebras, tornando-se um procedimento cada vez mais falado pelas mídias sociais e uma cirurgia muito desejada e sonhada.

Decidi escrever este manual de instruções após 26 anos de convivência profunda com a estética e funcionalidade ocular e palpebral, resultado da experiência de meus mais de 5.000 casos operados ao longo da carreira.

Noto que existem muitas dúvidas, medos e ansiedade que surgem diante do planejamento e tratamento da região periorbital. Estas questões devem ser esclarecidas para que o paciente adquira maior confiança em relação aos tratamentos propostos para cada caso, de maneira personalizada. Muitas vezes, as dúvidas também são dos familiares que ajudarão nos cuidados pós-operatórios.

Os principais fatores que fazem homens e mulheres procurarem um especialista em cirurgia das pálpebras são excesso de pele nas pálpebras e sobrancelhas caídas, flacidez na região dos olhos, bolsas de gordura nas pálpebras inferiores e/ou superiores, presença de olheiras, ptose palpebral e envelhecimento na região ao redor dos olhos.

Este é um guia de orientações e cuidados para pessoas que pensam em rejuvenescer o olhar. Acredito que será um recurso bastante útil de recomendações e ajuda para pré e pós-operatórios tranquilos e seguros da cirurgia das pálpebras, bem como para definir os possíveis tratamentos complementares menos invasivos.

Habitualmente o especialista em pálpebras combina técnicas cirúrgicas e minimamente invasivas para alcançar os melhores resultados. Este material contém informações de grande valia que contemplam as abordagens comuns aos médicos especialistas e experientes na abordagem dos diferentes tipos de anatomia palpebral de cada indivíduo.

Espero que este livro possa trazer segurança e tranquilidade a você, fundamentais para a tomada de decisão em relação ao seu novo olhar.

André Borba

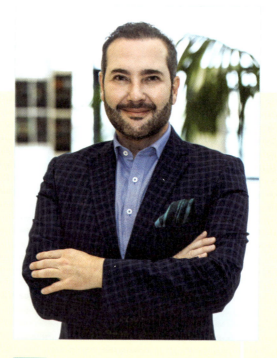

 Dr. André Borba

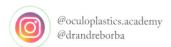 @oculoplastics.academy
@drandreborba

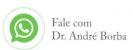 Fale com Dr. André Borba

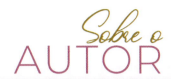

Sobre o AUTOR

- Professor e Fundador da Oculoplastics Academy

- Médico-cirurgião Oculoplástico, especialista em Cirurgia Reconstrutiva e Estética das Pálpebras e Via Lacrimal pela UCLA – EUA

- Doutorado em Ciências Médicas pela Universidade de São Paulo – USP

- Membro titular das Sociedades Brasileira, Americana, Pan-Americana e Europeia de Cirurgia Plástica Ocular

- Membro titular da Sociedade Brasileira e Portuguesa de Medicina Estética

- Professor da pós-graduação em Medicina Estética da Faculdade de Medicina da Universidade de Alcalá – Madrid (Espanha)

SUMÁRIO

ANATOMIA DO ROSTO... 17
ANATOMIA DAS PÁLPEBRAS.. 18

capítulo 1

BELEZA E AUTOESTIMA... 26

Anatomia do envelhecimento 29
Envelhecimento saudável 31

capítulo 2

A ARTE E A MATEMÁTICA DE NOSSOS ROSTOS 36

A Matemática das pálpebras 38
A relação das pálpebras inferiores com a bochecha............. 39

capítulo 3

A BLEFAROPLASTIA, CIRURGIA PLÁSTICA DAS PÁLPEBRAS – CONCEITOS E TÉCNICAS 44

Blefaroplastia: necessidade funcional ou estética? Quem tem
indicação da cirurgia das pálpebras?................................ 46
Qual a hora certa?... 47
Ansiedade e a cirurgia das pálpebras................................ 48
A blefaroplastia superior 49
A blefaroplastia inferior 53
A blefaroplastia inferior por via transconjuntival 55
E aqueles sinais do envelhecimento nas pálpebras inferiores?.... 56
Considerações sobre o "antes e depois" 58
O que o especialista em pálpebras deve examinar? 60
Indicações de tratamentos de maneira personalizada – "Dr. Internet"......... 61
Telemedicina 63

capítulo 4

A BLEFAROPLASTIA – PREPARO E PROCEDIMENTO......66

Dicas para o pré-operatório 66

Intraoperatóro da cirurgia das pálpebras....................................... 68

Anestesia 69

Complicações nas cirurgias das pálpebras....................................... 70

Como evitar as complicações 73

capítulo 5

PÓS-OPERATÓRIO – RESULTADO DA BLEFAROPLASTIA... 76

Pós-operatório imediato das cirurgias das pálpebras....................... 77

Dicas 78

Retirada do curativo e dos pontos.. 78

Até aproximadamente 3 meses do pós-cirúrgico 79

Após 6 meses.. 81

Cicatriz na blefaroplastia 81

capítulo 6

A BUSCA PELA BELEZA DE UM NOVO OLHAR – TRATAMENTOS COSMÉTICOS NÃO CIRÚRGICOS............86

"Como rejuvenescer a área dos olhos?".. 86

Laser de CO_2.. 88

Radiofrequência 89

Radiofrequência com microagulhamento 90

Ultrassom microfocado.. 91

Biorremodeladores teciduais.. 93

Biorrevitalização da pele 94

Toxina botulínica 95
Tratamento com ácido hialurônico e bioestimuladores 97
Peeling químico 100
Aplicação de fios de polidioxanona (PDO) 101
Luz pulsada 103
Jato de plasma 104
Falando sobre as olheiras 105
Blefaroplastia e ptose palpebral: qual a diferença? 107
Cirurgia das pálpebras em orientais 108
As pálpebras superiores e as sobrancelhas 111
Suspensão dos supercílios 111
Fox Eyes 113
Cantopexia e cantoplastia 115
Cirurgia reparadora das pálpebras 116

MAQUIAGEM, PROCEDIMENTOS ESTÉTICOS E OUTROS ITENS DE BELEZA DEPOIS DA BLEFAROPLASTIA 120

Maquiagem 120
Dicas para quem utiliza maquiagem diariamente 122
Cosméticos para a área dos olhos 123
Micropigmentação das sobrancelhas 124

capítulo 8

DÚVIDAS E MITOS SOBRE A CIRURGIA DAS PÁLPEBRAS 128

capítulo 9

PATOLOGIAS DAS PÁLPEBRAS QUE DEVEM SER TRATADAS ANTES DA BLEFAROPLASTIA 138

Blefarite 138

Calázio 139

Terçol 140

Afecções palpebrais na senilidade 141

Ptose palpebral 142

Piscar sem controle pode ser sinal de blefaroespasmo ... 143

Entrópio palpebral 144

Ectrópio palpebral 145

Lagoftalmo 146

Xantelasma 147

Triquíase e Distiquíase 148

Pequenos tumores e lesões palpebrais 149

Termo de Esclarecimento e Consentimento – Blefaroplastia 150

REFERÊNCIAS BIBLIOGRÁFICAS 154

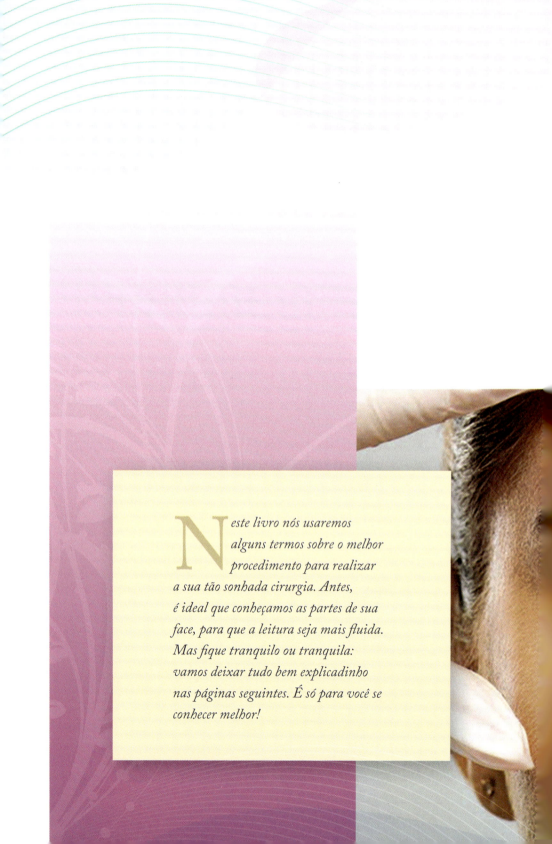

Neste livro nós usaremos alguns termos sobre o melhor procedimento para realizar a sua tão sonhada cirurgia. Antes, é ideal que conheçamos as partes de sua face, para que a leitura seja mais fluida. Mas fique tranquilo ou tranquila: vamos deixar tudo bem explicadinho nas páginas seguintes. É só para você se conhecer melhor!

ANATOMIA
do
ROSTO

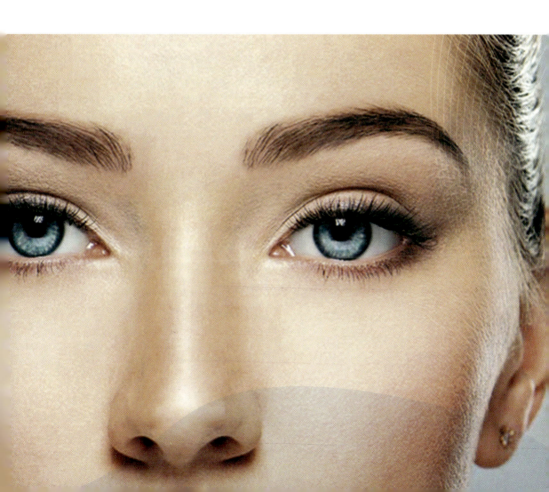

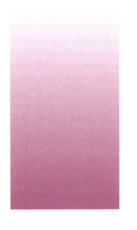

ANATOMIA DAS PÁLPEBRAS

O especialista nas pálpebras deve conhecer as estruturas da pele palpebral e suas funções. Os procedimentos cirúrgicos e não cirúrgicos apresentam abordagens cutâneas, sendo importante o estudo desse tecido. Anatomicamente, a pálpebra é constituída por duas lamelas: a anterior (pele e músculo orbicular) e a posterior (tarso e conjuntiva), separadas no bordo pela linha cinzenta e, na pálpebra superior, pela aponeurose do músculo levantador da pálpebra superior.

A pele das pálpebras é a mais fina de todo o organismo **(Figura 1)**, que, juntamente com o tecido subcutâneo escasso, permite seus rápidos movimentos de piscar, oclusão e abertura ocular. As pálpebras encontram-se em íntima relação com a face, mediante o sistema músculo-aponeurótico superficial (SMAS), composto pela fáscia facial superficial e os músculos da mímica facial, e têm extensões para a derme e para o esqueleto ósseo **(Figura 2)**.

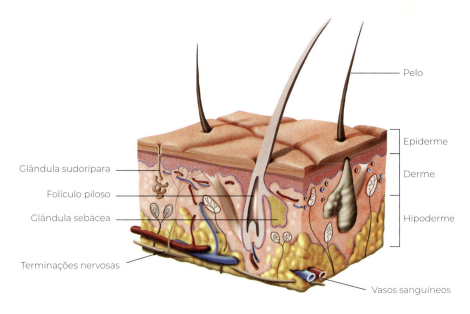

Figura 1. Estrutura da pele palpebral.

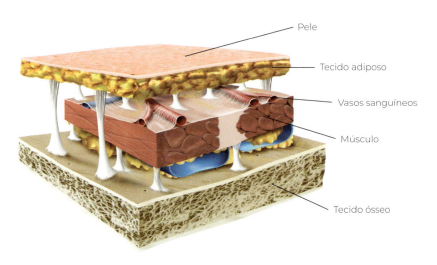

Figura 2. Relação da pele com músculo e parte óssea.

A gordura subcutânea é bastante esparsa na pele ao redor dos olhos, e todo o tecido adiposo subcutâneo está completamente ausente dos ligamentos palpebrais medial e lateral. À medida que nos afastamos da pálpebra, a pele torna-se mais espessa.

A pele da pálpebra superior estende-se superiormente para a sobrancelha, que a separa da região frontal. A pele da pálpebra inferior estende-se abaixo da borda inferior orbital, formando dobras onde o tecido conjuntivo frouxo da pálpebra é justaposto ao tecido mais denso da região malar **(Figura 3)**.

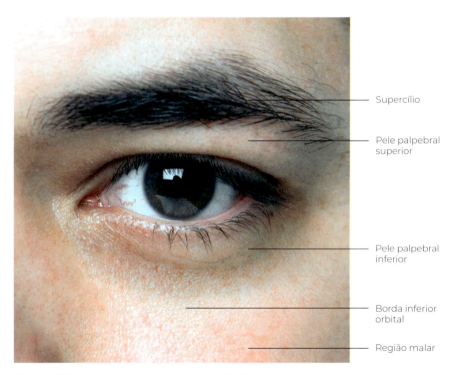

Figura 3. Pele palpebral superior e inferior.

Anatomia das pálpebras

A pele palpebral é ainda dividida em duas porções:
- Porção orbitária (entre a porção tarsal e o rebordo [orla] orbitário); e
- Porção tarsal (entre o bordo livre e o sulco órbito-palpebral) **(Figura 4)**.

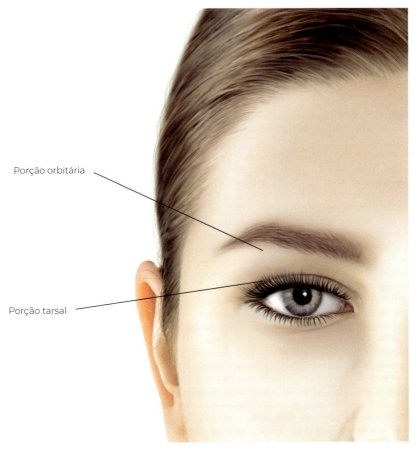

Figura 4. A ilustração demonstra como as porções palpebrais são classificadas.

O tecido subcutâneo é constituído por tecido conjuntivo frouxo, muito escasso na pele da pálpebra. A porção tarsal, ou seja, o espaço entre o bordo livre e o sulco órbito-palpebral, é muito fina, alongada e com muitos vasos, com ausência de tecido subcutâneo. A transição a partir dessa porção de pele tarsal com a porção orbital é evidente em espessura e coloração e é delimitada pelo sulco palpebral superior **(Figuras 5 e 6)**.

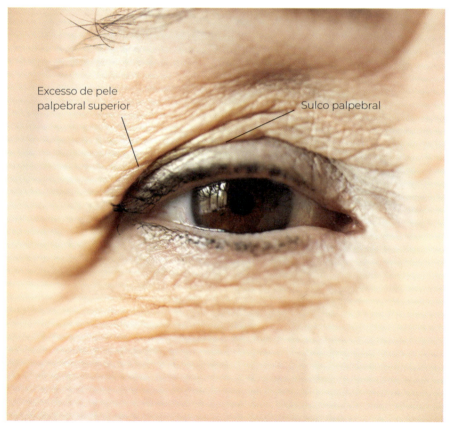

Figura 5. A imagem demonstra o excesso de pele da pálpebra superior (dermatocálase) cobrindo o sulco palpebral natural no envelhecimento.

Anatomia das pálpebras

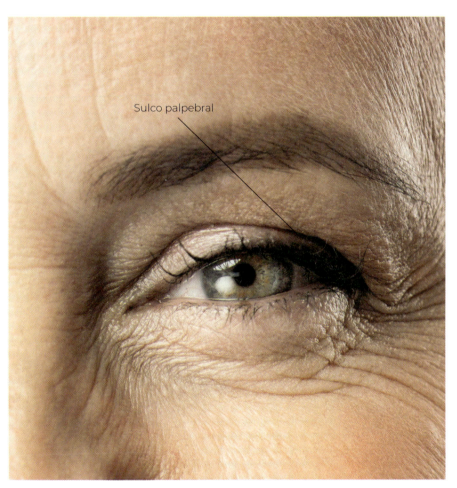

Figura 6. A imagem demonstra o aspecto do sulco palpebral natural após cirurgia plástica da pálpebra.

"

Rejuvenescer uma face é um dos mais belos propósitos da medicina. É quando a arte e a ciência se fundem e provocam uma explosão de autoestima, renovando o corpo e a alma.

Dr. André Borba

capítulo

1

BELEZA *e*
AUTOESTIMA

capítulo 1

BELEZA E AUTOESTIMA

A beleza somente é completa quando nos sentimos bem com quem somos por dentro e por fora.

Para mantermos a nossa autoestima, sabemos bem o que fazer: ter uma alimentação saudável, praticar atividades físicas, ter cuidados com a pele, buscar o lazer e manter uma vida equilibrada.

Mas, para garantir que a nossa beleza e aparência externas reflitam o bem-estar que sentimos por dentro, é importante manter um plano de cuidados e estar atento para que os sinais do envelhecimento não interfiram em nossa autoestima.

A aparência de cansado, as rugas de preocupação e o envelhecimento facial são fatos que em algum momento experimentaremos durante a nossa vida.

Quando nos referimos à cirurgia plástica das pálpebras, observamos que a Ciência e a Arte devem caminhar juntas! Além da funcionalidade, há uma preocupação constante do especialista com a busca pela beleza e

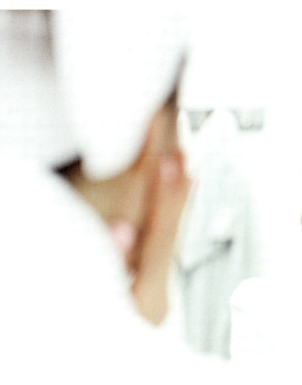
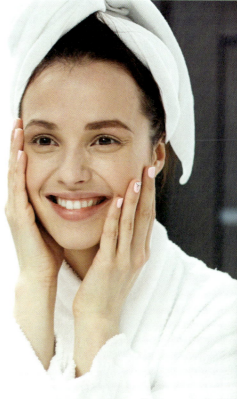

estética periocular. Na atualidade, além de o cirurgião contar com um grande número de técnicas cirúrgicas de importância inquestionável, também tem como aliado o desenvolvimento continuado da ciência e da alta tecnologia, buscando o rejuvenescimento periocular e facial com resultados otimizados e a manutenção destes resultados.

 Lembre-se de que estamos falando de saúde integral, com foco no restabelecimento do bem-estar físico, mental e social.

Desenhando um novo olhar – A tão sonhada cirurgia plástica das pálpebras
Guia médico completo sobre a blefaroplastia

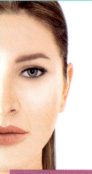
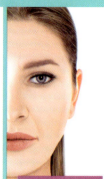
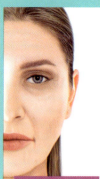
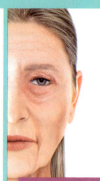

O que acontece com a pele facial?

Idade aproximada 35 ANOS

A flacidez torna-se aparente na região periorbitária, ou seja, ao redor de todo o olho. As linhas decorrentes da expressão facial ficam mais evidentes, e o sulco nasolabial, que é a linha formada entre as "asas" do nariz até as laterais da boca, adquire aspecto mais marcado.

Idade aproximada 45 ANOS

As rugas frontais (na região da testa), glabelares (sulcos entre as sobrancelhas, na região chamada de glabela) e periorbitais (ao redor dos olhos) começam a ser visíveis. Nota-se a ondulação na linha mandibular, com apagamento dos contornos mandibulares. É possível observar as áreas faciais com absorção de gordura na região malar e projeção das bolsas de gordura nas pálpebras inferiores. As linhas perilabiais, ou seja, ao redor dos lábios, aprofundam-se e o sulco nasolabial fica marcado.

Idade aproximada 55 ANOS

O canto lateral da boca começa a curvar-se para baixo, a ponta nasal começa a descer e as rugas marcam a região perioral, ou seja, ao redor da boca, e o pescoço. Torna-se evidente a reabsorção do tecido adiposo ("camada" de gordura) nas áreas temporais, malares e submalares (veja estas áreas nas **Figuras 7 e 8**). O excesso de pele acima dos olhos, combinado com o enfraquecimento do septo orbitário (região abaixo dos olhos), permite que a gordura dessa região se projete anteriormente, dando aspecto mais volumoso às bolsas palpebrais.

Idade aproximada 65 ANOS

A ilusão de tamanho menor dos olhos torna-se pronunciada, a pele fica mais fina (decorrente do fotoenvelhecimento) e a reabsorção de gordura nas áreas temporal (que se articula com os ossos frontais), esfenoide, maxilar e temporal (zigomática) e na maçã do rosto (malar) é acentuada, deixando proeminentes os sulcos nasolabiais (as duas dobras de pele, uma de cada lado do rosto, que correm desde a lateral do nariz até os cantos da boca) e os labiomentonianos – conhecidos como "linha de marionete".

ANATOMIA DO ENVELHECIMENTO

As alterações faciais durante o processo de envelhecimento são dinâmicas, constantes e influenciadas por inúmeros fatores. Didaticamente, serão citadas as modificações mais frequentes em determinadas faixas etárias **(Figuras 7 e 8)**.

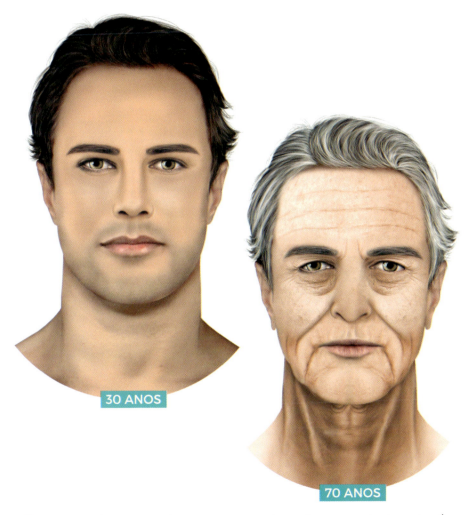

Figura 7. As ilustrações demonstram as alterações naturais da pele, dos coxins de gordura, musculares e estruturais da face e do pescoço.

Desenhando um novo olhar – A tão sonhada cirurgia plástica das pálpebras
Guia médico completo sobre a blefaroplastia

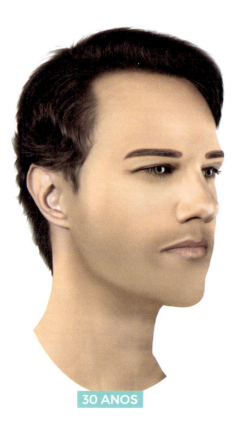

30 ANOS

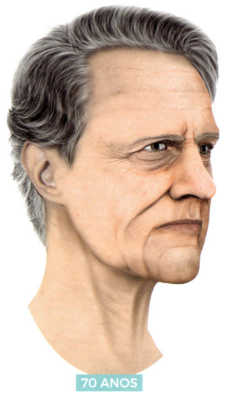
70 ANOS

Diferenças:
- Altura da sobrancelha
- Rugas e sulcos faciais
- Flacidez da pele
- Pele da pálpebra
- Bolsa de gordura da pálpebra

Figura 8. As ilustrações representam as alterações naturais da pele, dos coxins de gordura, musculares e estruturais da face e do pescoço – vista oblíqua.

Beleza e autoestima

ENVELHECIMENTO SAUDÁVEL

Com o aumento da expectativa de vida, a tendência é que as pessoas de idade mais avançada, tanto homens quanto mulheres, passem a se preocupar cada vez mais com a imagem, procurando tratamentos de beleza e rejuvenescimento.

Os efeitos do tempo costumam ser mais evidentes na pele do rosto, e isso se dá por vários motivos: essa parte do corpo é a que mais fica exposta aos raios solares, além de também estar sujeita a sofrer os efeitos da gravidade e ao aparecimento das rugas que acompanham as expressões faciais.

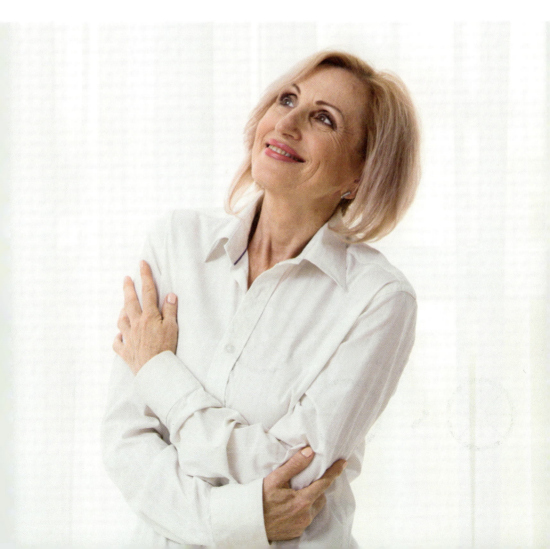

Desenhando um novo olhar – A tão sonhada cirurgia plástica das pálpebras
Guia médico completo sobre a blefaroplastia

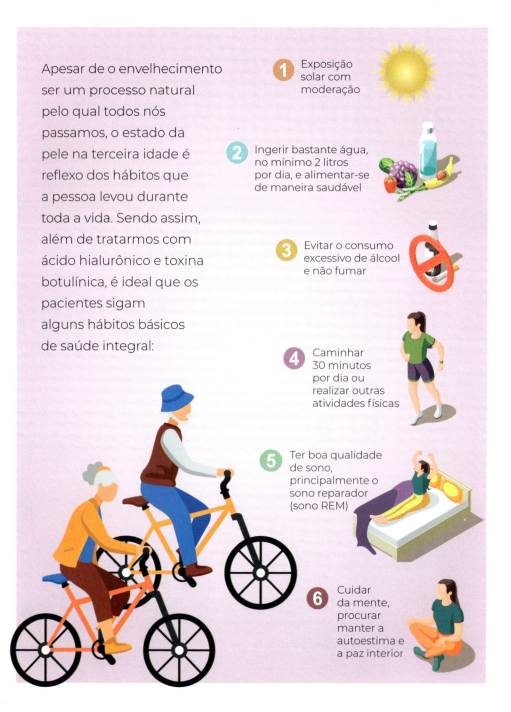

Apesar de o envelhecimento ser um processo natural pelo qual todos nós passamos, o estado da pele na terceira idade é reflexo dos hábitos que a pessoa levou durante toda a vida. Sendo assim, além de tratarmos com ácido hialurônico e toxina botulínica, é ideal que os pacientes sigam alguns hábitos básicos de saúde integral:

1. Exposição solar com moderação
2. Ingerir bastante água, no mínimo 2 litros por dia, e alimentar-se de maneira saudável
3. Evitar o consumo excessivo de álcool e não fumar
4. Caminhar 30 minutos por dia ou realizar outras atividades físicas
5. Ter boa qualidade de sono, principalmente o sono reparador (sono REM)
6. Cuidar da mente, procurar manter a autoestima e a paz interior

Beleza e autoestima

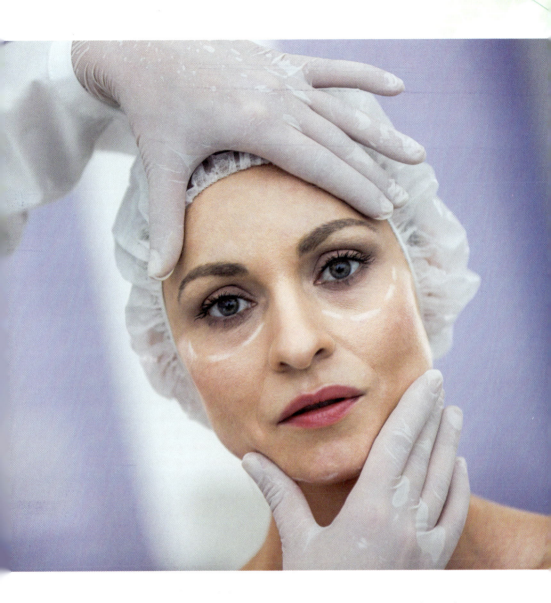

O objetivo do cirurgião é sempre priorizar um tratamento adequado e isso pode envolver o uso de várias técnicas. Também é importante lembrar que o sucesso do tratamento depende da adoção de um planejamento correto para cada caso. A avaliação do especialista é essencial para entender o nível de flacidez da região e outros detalhes que podem ser corrigidos (*ver capítulo 5*).

"

A beleza de qualquer expressão artística está nos detalhes entre a luz e a sombra.

Dr. André Borba

capítulo

2

A ARTE *e a* MATEMÁTICA DE NOSSOS ROSTOS

capítulo 2

A ARTE E A MATEMÁTICA DE NOSSOS ROSTOS

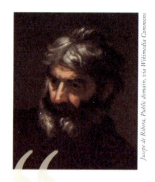

O homem é a medida de todas as coisas, das coisas que são, enquanto são, das coisas que não são, enquanto não são.

Protágoras

De acordo com o filósofo Protágoras, "o homem é a medida de todas as coisas". Desde a Antiguidade, as proporções do corpo humano são objetos de pesquisa das civilizações e influenciam muitas áreas do conhecimento.

Em relação às pálpebras, não é diferente: utilizamos os números para realizar as cirurgias plásticas e chegar ao objetivo final. A harmonia e a beleza da área dos olhos dependem dessas medidas, tão desejadas e importantes, de acordo com os padrões da anatomia e as condições apresentadas por cada paciente **(Figura 9)**.

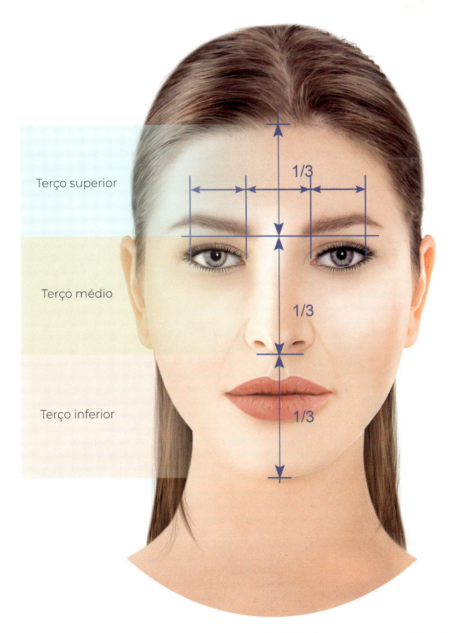

Figura 9. As medidas e as proporções faciais devem ser consideradas durante a avaliação médica e antes de qualquer procedimento estético palpebral e/ou facial.

Desenhando um novo olhar – A tão sonhada cirurgia plástica das pálpebras
Guia médico completo sobre a blefaroplastia

A MATEMÁTICA DAS PÁLPEBRAS

As assimetrias das pálpebras superiores são mais marcantes do que as das pálpebras inferiores. A pálpebra superior é composta por três linhas que, em condições normais, devem ser simétricas, sendo elas: a margem palpebral, o sulco palpebral e a sobrancelha. Cada linha depende uma da outra, como em uma fórmula matemática. A distância entre o centro da pupila e a sobrancelha é dividida em três medidas **(Figura 10)**:

1) Centro da pupila-margem palpebral.
2) Margem palpebral-sulco.
3) Sulco-sobrancelha.

Em forma de elipse, as pálpebras medem aproximadamente entre 28 mm e 30 mm de largura e de 7 mm a 10 mm de altura nos homens e de 8 mm a 12 mm nas mulheres. O espaço entre as pálpebras inferior e superior é chamado fenda palpebral. Normalmente, quando aberta, a pálpebra superior deve cobrir cerca de 1 mm a 2 mm da parte superior do limbo, e a borda da pálpebra inferior deve tangenciar o limbo inferior. As pálpebras superior e inferior, embora similares, apresentam diferentes características.

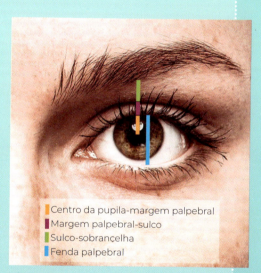

Centro da pupila-margem palpebral
Margem palpebral-sulco
Sulco-sobrancelha
Fenda palpebral

Figura 10. Medidas oculopalpebrais de referência.

A arte e a matemática de nossos rostos

A RELAÇÃO DAS PÁLPEBRAS INFERIORES COM A BOCHECHA

A pálpebra inferior possui três sulcos cutâneos: palpebral inferior, malar e nasojugal. Sulcos são depressões na pele, marcas. O sulco palpebral inferior, então, inicia-se no canto medial, dobra-se para baixo e passa sobre a margem inferior do tarso, terminando no canto lateral. O sulco nasojugal começa abaixo do canto medial, dirigindo-se para baixo e lateralmente num ângulo de 45º. O sulco malar inicia-se na proeminência malar lateralmente e curva-se medialmente e para baixo até encontrar o sulco nasojugal. Os sulcos nasojugal e malar se fixam ao periósteo (membrana de tecido conectivo que reveste exteriormente os ossos) por uma fáscia (camada de fibra relacionada com o músculo) profunda que contorna o rebordo orbitário. As **Figuras 11 e 12** demonstram o comportamento dessas estruturas de acordo com o envelhecimento no rosto feminino e no masculino.

Toda esta explicação é necessária para que você compreenda que, para muito além de um desejo de beleza, existe uma relação estética, visual e técnica entre todos os elementos que compõem um rosto. Não está em questão discutir padrões, o que é feio ou bonito, mas a matemática e a arte do corpo humano.

*Desenhando um novo olhar – A tão sonhada cirurgia plástica das pálpebras
Guia médico completo sobre a blefaroplastia*

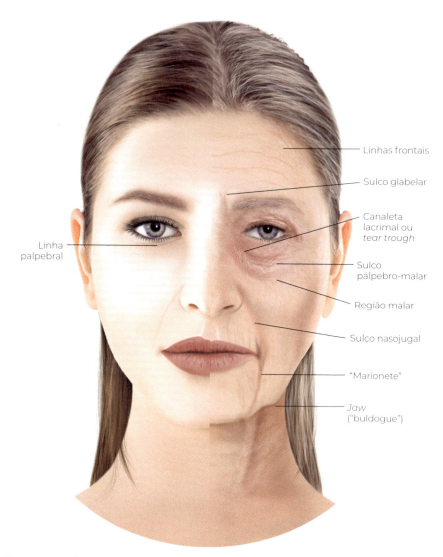

Figura 11. Relação da pálpebra inferior com a região malar na juventude e no envelhecimento femininos.

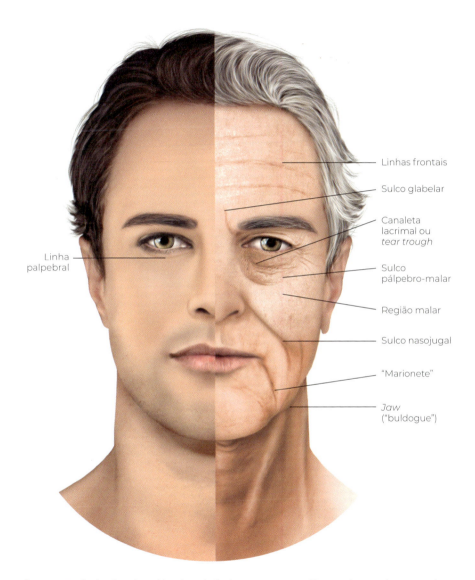

Figura 12. Relação da pálpebra inferior com a região malar na juventude e no envelhecimento masculinos.

"A cirurgia das pálpebras não é apenas a remoção do excesso de pele sobre os olhos e, sim, conhecer profundamente a anatomia e respeitar o sábio movimento das estruturas funcionais delicadas que merecem cuidado, naturalidade, talento e precisão do cirurgião.

Dr. André Borba

capítulo

3

A BLEFAROPLASTIA, CIRURGIA PLÁSTICA DAS PÁLPEBRAS – CONCEITOS E TÉCNICAS

capítulo

3

A BLEFAROPLASTIA, CIRURGIA PLÁSTICA DAS PÁLPEBRAS – CONCEITOS E TÉCNICAS

A cirurgia de pálpebras (cujo nome técnico é *blefaroplastia*) é um procedimento cirúrgico que trata a região das pálpebras com fins cosméticos **(Figura 13)**. É considerada uma das cirurgias plásticas mais realizadas no mundo.

O objetivo desta cirurgia é o de corrigir o excesso de pele e bolsas de gordura que se formam com o envelhecimento facial, procedimento que auxilia o paciente não só esteticamente como também no caso de desconforto do campo visual causado pelo excesso de pele e sensação de peso nas pálpebras.

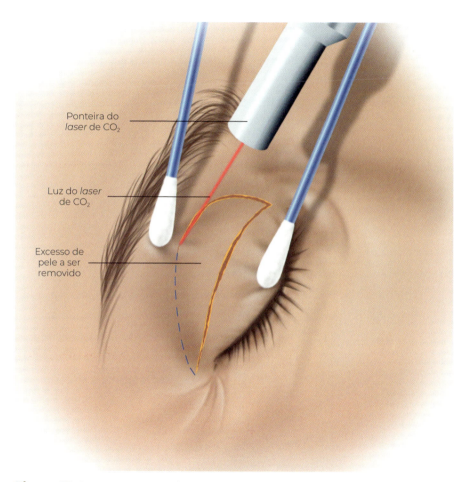

Figura 13. Demonstração da incisão durante a cirurgia de blefaroplastia superior com a utilização do *laser* de CO_2.

BLEFAROPLASTIA: NECESSIDADE FUNCIONAL OU ESTÉTICA? QUEM TEM INDICAÇÃO DE CIRURGIA DAS PÁLPEBRAS?

Geralmente, a cirurgia plástica das pálpebras superiores está indicada:
- Para quem tem excesso e/ou flacidez de pele nas pálpebras.
- Para quem tem bolsas de gordura.
- Em casos não apenas estéticos.

Uma das indicações da necessidade de correção cirúrgica por motivo não estético seria a queda da pálpebra superior por incompetência ou falta de força do músculo que eleva a pálpebra.

É de extrema importância que se tenha um critério objetivo para diferenciar "cirurgia funcionalmente necessária" e "cirurgia estética" **(Figura 14)**. Uma definição objetiva do problema é necessária para o planejamento do cirurgião e o entendimento do paciente.

O critério usado para *blefaroplastia não estética da pálpebra superior* é um excesso de pele pendendo sobre os cílios. Isso é facilmente documentado em fotografia. Embora a *blefaroplastia das pálpebras inferiores* seja quase sempre estética, isso não se aplica a pacientes de mais idade com marcante frouxidão horizontal das pálpebras inferiores associada à irritação ocular e epífora.

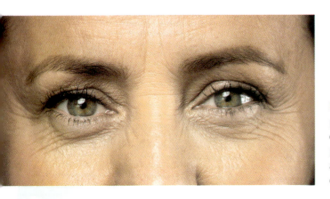

Figura 14. Nesta paciente simulam-se o excesso e a flacidez de pele superior e inferior e a melhoria da qualidade de pele periocular.

QUAL A HORA CERTA?

Não há hora certa. Ao contrário do que muitos pensam, não é a idade que indica esta cirurgia.

As pálpebras podem ser operadas quando houver indicação adequada. Muitas vezes operamos pacientes jovens com excesso de pele ou sobrancelha caída que se sentem incomodados com isso, já que esses sinais causam um aspecto de envelhecimento, olhos caídos e aparência de cansaço **(Figura 15)**.

O que sabemos é que, conforme envelhecemos, nosso corpo no geral perde muitas de suas características físicas, e com as áreas dos olhos é o mesmo processo. A partir dos 30 anos, o excesso de gordura na região dos olhos começa a se desenvolver mais rapidamente e altera o contorno natural das pálpebras superiores e inferiores, dificultando e diminuindo o campo de visão.

Não há dúvida de que o tratamento da pele palpebral e da gordura excedente da região dos olhos possibilite uma aparência mais jovial e traga um grande benefício estético e funcional.

Embora seja uma cirurgia relativamente simples e de recuperação rápida, o especialista avaliará cada situação e aconselhará o paciente para o que for melhor em cada caso.

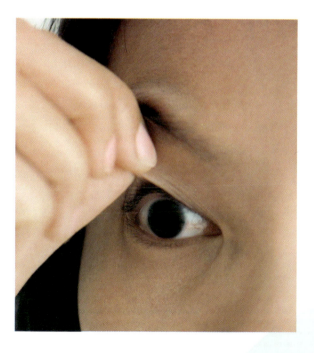

Figura 15. Simulação de uma paciente jovem incomodada com o excesso de pele palpebral.

ANSIEDADE E A CIRURGIA DAS PÁLPEBRAS

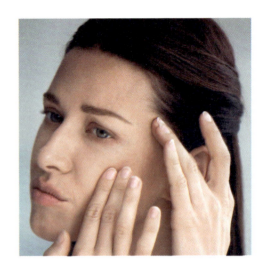

Nos primeiros dias após a cirurgia, devido ao inchaço e ao desconforto iniciais, é relativamente comum surgirem sentimentos de dúvidas e preocupações sobre o andamento do pós-operatório. Como a blefaroplastia é um tratamento cirúrgico eletivo, caso o cirurgião perceba que o paciente está sob estresse ou ansioso, normalmente contraindica-se a cirurgia até que a ansiedade esteja controlada.

O motivo é simples: a maioria dos pacientes nota pequenas assimetrias entre os lados nessa fase, e talvez esse não seja o melhor momento para passar por um pós-operatório, se não houver o preparo psicológico. Acontece que nos primeiros 3 meses de pós-operatório há variações de inchaço de acordo com flacidez, frouxidão dos tecidos, nível de retenção de líquidos, preferência do lado de dormir etc.

Desta forma, os resultados que aparecem nas fotos do antes e depois, em geral, são após 6 meses do procedimento. À medida que o inchaço e os hematomas regridem, os benefícios e o nível de satisfação aumentam.

A ansiedade então pode atrapalhar nesse processo, pois o resultado não aparece simplesmente da noite para o dia. A pessoa pode acabar procurando outros procedimentos que inclusive interferem nos resultados ou então apenas se sentir insatisfeita sem um motivo real.

A blefaroplastia, cirurgia plástica das pálpebras – conceitos e técnicas

> ⚠️ **Lembre-se:** não tenha pressa, pois o resultado final ocorrerá em 6 meses a 1 ano, quando o aspecto da cicatriz cirúrgica tende a ficar inaparente (Figura 16). Além disso, cada condição prévia, cada anatomia e cada caso é um caso, e devemos tratá-los de maneira personalizada. Por isso, não se deve comparar a evolução do pós-operatório de uma pessoa com a de outra. A confiança no especialista é fundamental para que ele possa orientá-lo com tranquilidade e segurança.

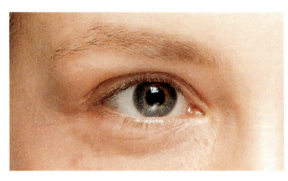

Figura 16. A cicatriz e algum inchaço podem ser notados ainda no pós-operatório tardio da blefaroplastia, que vai se normalizando de 6 meses a 1 ano.

A BLEFAROPLASTIA SUPERIOR

Trata-se da remoção do excesso de pele e das bolsas de gordura das pálpebras superiores **(Figura 17)**.

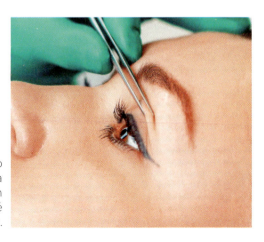

Figura 17. Medição do excesso de pele com a pinça anatômica durante exame médico com o especialista. Essa avaliação é obrigatória no pré-operatório.

A blefaroplastia superior pode ser acompanhada, durante o mesmo ato cirúrgico, de correção da queda ou ptose palpebral (termo médico utilizado para indicar queda da pálpebra superior), para levantar a margem da pálpebra superior e gerar um aspecto de olhos mais abertos e descansados. A incisão da blefaroplastia superior geralmente segue a dobra cutânea-palpebral, e por isso será totalmente camuflada pela nova dobra natural da pele da pálpebra.

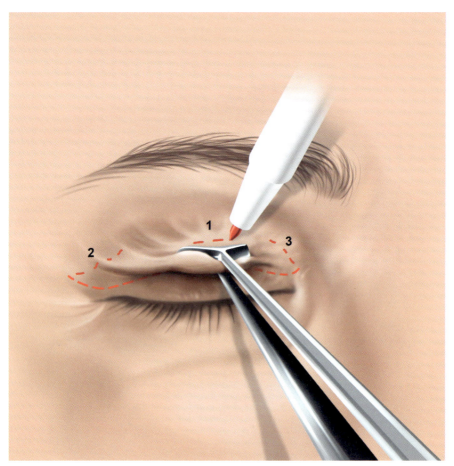

Figura 18. No dia da cirurgia, o especialista marcará o local da incisão cirúrgica de maneira a contemplar a necessidade do paciente, desenhando a melhor marcação cirúrgica para cada caso. É fundamental que o desenho englobe o excesso de pele da região central (1), lateral (2) e medial (3).

A blefaroplastia, cirurgia plástica das pálpebras – conceitos e técnicas

As suturas usadas para fechar a incisão podem ser absorvíveis (não necessitam ser removidas) ou não absorvíveis (precisarão ser removidas quando o cirurgião achar adequado) **(Figuras 18 e 19)**. Para que você entenda a sequência da cirurgia plástica das pálpebras superiores de forma didática, acompanhe as ilustrações da **Figura 20** e acesse o vídeo ilustrativo por meio do QR code.

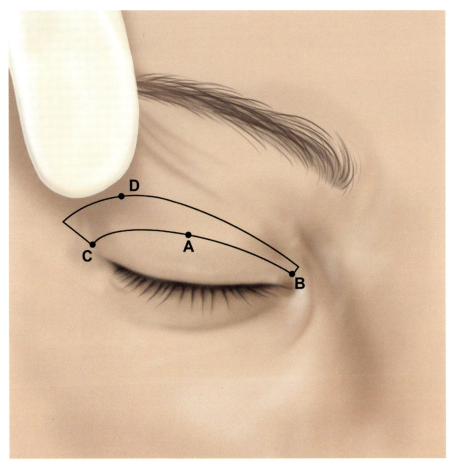

Figura 19. As letras A, B, C e D devem ser consideradas durante a marcação cirúrgica. Para tanto, é necessário elevar a região da cauda da sobrancelha neste momento.

51

Desenhando um novo olhar – A tão sonhada cirurgia plástica das pálpebras
Guia médico completo sobre a blefaroplastia

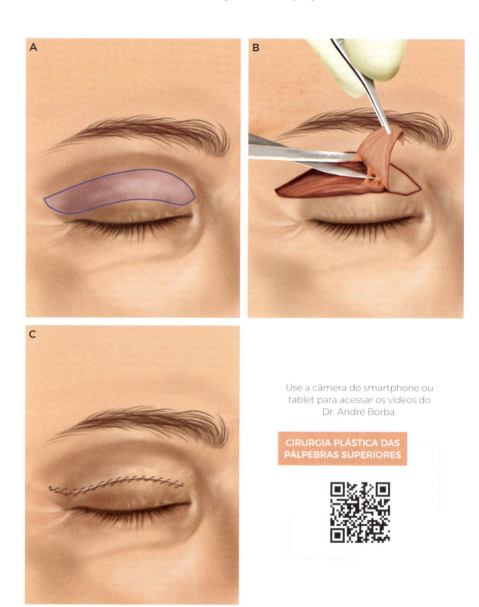

Use a câmera do smartphone ou tablet para acessar os vídeos do Dr. André Borba.

CIRURGIA PLÁSTICA DAS PÁLPEBRAS SUPERIORES

Figura 20. Blefaroplastia superior – as ilustrações representam os principais passos da cirurgia plástica das pálpebras superiores: marcação precisa da quantidade de pele a ser removida, remoção do excesso de pele e sutura. A remoção da pele deve ser realizada com muito cuidado, de forma cautelosa e evitando qualquer tipo de sangramento. Pode ser realizada com bisturi elétrico, instrumentos tradicionais ou a *laser*.

A BLEFAROPLASTIA INFERIOR

Como já falamos, o envelhecimento pode levar a uma série de alterações estéticas na pálpebra inferior, incluindo flacidez, excesso de pele, hipertrofia orbicular (olhos diminuem de tamanho quando a pessoa sorri), hérnia de gordura orbital, pés de galinha e rugas perioculares.

A blefaroplastia inferior também faz a remoção do excesso de pele de bolsas de gordura, porém das pálpebras inferiores. Para que você entenda a sequência da cirurgia plástica das pálpebras inferiores de forma didática, acompanhe as ilustrações da **Figura 21** e acesse o vídeo ilustrativo por meio do QR code.

Muitos pacientes ficam apreensivos quando falamos sobre a necessidade de operar as pálpebras inferiores. As queixas comuns incluem bolsas nas pálpebras, olheiras, rugas ao redor dos olhos ou uma aparência cansada. No entanto, nos últimos anos, uma gama de variações conceituais tem surgido para o tratamento estético das pálpebras inferiores. Essencialmente, a cirurgia envolve a remoção de pele e bolsas de gordura protuberante das pálpebras inferiores **(Figura 22)**. Alguns procedimentos e variações da técnica podem ocorrer, dependendo da necessidade de cada paciente.

A transposição de gordura, por exemplo, é indicada em casos quando o paciente apresenta um sulco nasojugal (olheira) consideravelmente aumentado, buscando ocultar esse sulco ou concavidade.

Em alguns casos, para tratar essa concavidade ou sulco, podem ser usados preenchimentos injetáveis de gordura do próprio paciente ou ácido hialurônico.

Muitas vezes esta cirurgia é acompanhada da correção da tensão do canto lateral das pálpebras por meio do reposicionamento da borda lateral da pálpebra (cantoplastia), bem como da correção da tensão do músculo orbicular inferior, para dar uma aparência mais suave à pálpebra inferior.

Desenhando um novo olhar – A tão sonhada cirurgia plástica das pálpebras
Guia médico completo sobre a blefaroplastia

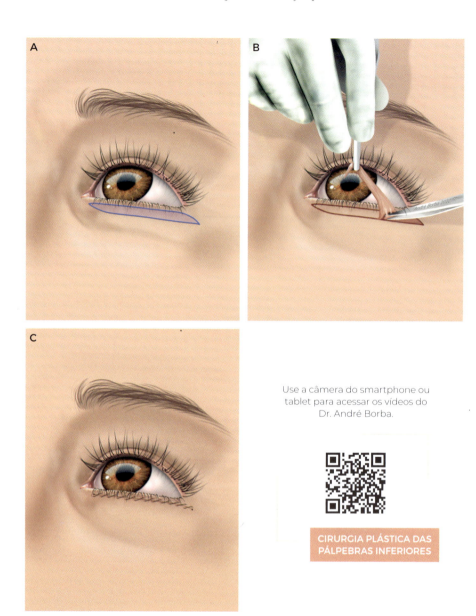

Use a câmera do smartphone ou tablet para acessar os vídeos do Dr. André Borba.

CIRURGIA PLÁSTICA DAS PÁLPEBRAS INFERIORES

Figura 21. Blefaroplastia inferior – as ilustrações demonstram os principais passos da cirurgia plástica das pálpebras inferiores: marcação da quantidade exata de pele a ser removida, remoção do excesso de pele e sutura. A cirurgia pode ser realizada com ou sem o uso do *laser* de CO_2.

A blefaroplastia, cirurgia plástica das pálpebras – conceitos e técnicas

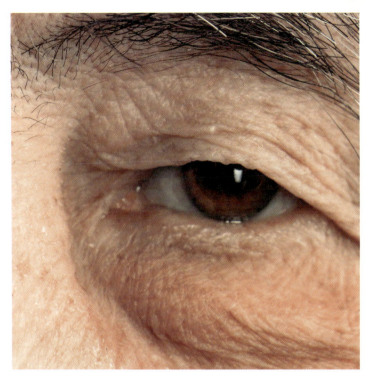

Figura 22. Exemplo de excesso de pele da pálpebra superior e formação de bolsa de gordura e flacidez da pálpebra inferior.

A BLEFAROPLASTIA INFERIOR POR VIA TRANSCONJUNTIVAL

No processo de envelhecimento, o músculo responsável pelo fechamento ocular sofre frouxidão e diminuição do tônus, ao mesmo tempo em que há a reabsorção da gordura da região da bochecha, o que leva ao envelhecimento do entorno dos olhos, quando a gordura das bolsas palpebrais ganha projeção.

Esse processo torna-se mais intenso a partir dos 30 anos de idade e as típicas bolsas de gordura nas pálpebras inferiores passam a ser notadas. Em alguns casos, indicamos a remoção das bolsas de gordura pela mucosa por dentro das pálpebras (via transconjuntival) **(Figura 23)**.

A região periocular tem um papel bastante importante na percepção do envelhecimento facial e, portanto, a blefaroplastia é uma cirurgia muito pretendida para rejuvenescer esta área. Dentre as vantagens desse procedimento há o fato de não haver cicatriz visível, risco mínimo de retração da pálpebra inferior, e pós-operatório mais rápido.

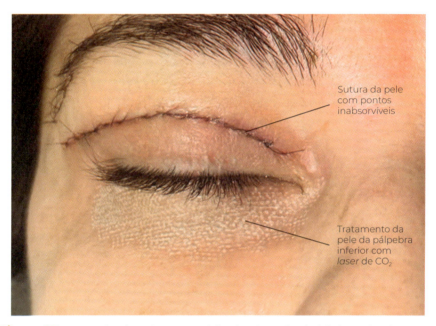

Figura 23. Exemplo de pós-operatório de cirurgia de blefaroplastia superior e inferior por via transconjuntival (sem corte na pele).

E AQUELES SINAIS DE ENVELHECIMENTO NAS PÁLPEBRAS INFERIORES?

Hoje em dia a soma do conjunto das técnicas minimamente invasivas é extremamente positiva para o tratamento estético das pálpebras inferiores.

A cirurgia plástica por si só não é suficiente para a melhora das rugas perioculares e outros sinais de envelhecimento da pele. Por esse motivo,

A blefaroplastia, cirurgia plástica das pálpebras – conceitos e técnicas

muitas vezes indica-se a remoção das bolsas de gordura por via transconjuntival, ou seja, internamente, por dentro das pálpebras. A partir daí, podemos utilizar uma combinação de técnicas de rejuvenescimento da qualidade da pele, como toxina botulínica **(Figura 24)**, *peelings* ou *laser* na pele fotoenvelhecida palpebral e facial.

Em alguns casos, utilizamos também preenchedores à base de ácido hialurônico, que promovem, além do preenchimento, o rejuvenescimento da região tratada, pelo estímulo do colágeno e da elastina.

Essas técnicas e aplicações, ainda que combinadas, são minimamente invasivas e podem ser realizadas nas linhas de expressão e rugas do rosto, principalmente nas áreas que necessitam de maior revitalização e rejuvenescimento.

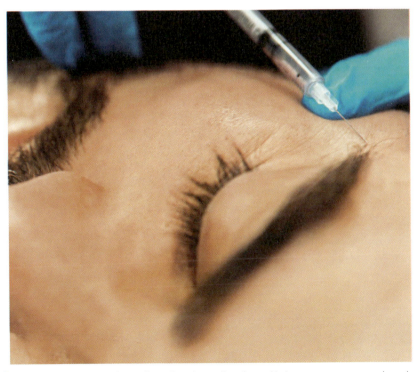

Figura 24. Exemplo de aplicação de toxina botulínica nas rugas perioculares para rejuvenescimento do olhar.

CONSIDERAÇÕES SOBRE O "ANTES E DEPOIS"

Certamente você já pesquisou na internet fotos de antes e depois sobre o procedimento escolhido. Você sabia que a divulgação dessa prática comparativa do pré e pós-operatórios é proibida pelo Conselho Federal de Medicina (CFM)?

O objetivo da resolução do CFM é preservar a integridade do paciente e coibir sensacionalismo, autopromoção ou concorrência desleal entre médicos. Quando se pretende prevenir o envelhecimento e/ou rejuvenescer a face, é fundamental entender o planejamento proposto pelo especialista e realizar o procedimento de forma consciente. O mais importante é conversar com seu cirurgião para esclarecer todas as dúvidas a respeito do procedimento. Uma relação de empatia, respeito e confiança.

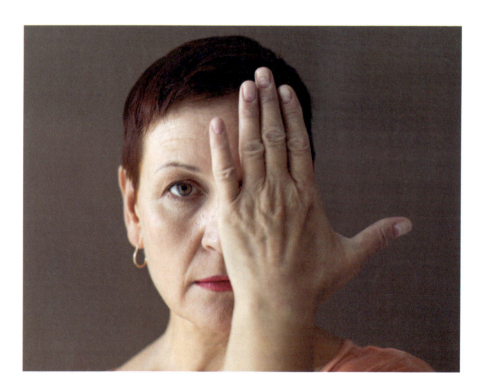

A blefaroplastia, cirurgia plástica das pálpebras – conceitos e técnicas

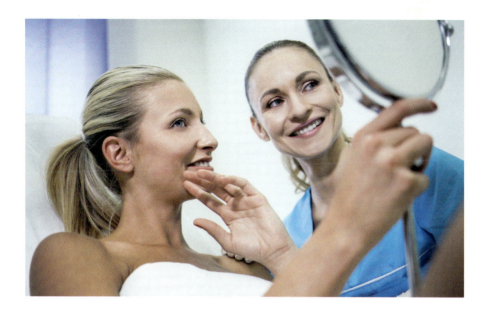

Em geral, o cirurgião disponibilizará durante a consulta médica um portfólio de casos de cirurgias plásticas e procedimentos faciais "antes e depois", com documentos autorizados pelos pacientes e seguindo todas as determinações do CFM. Por meio desse portfólio, tiram-se todas as dúvidas do paciente interessado em algum tratamento facial.

As fotos "antes e depois" demonstram os possíveis resultados da cirurgia. Porém, elas não garantem que você conseguirá o mesmo resultado. Isso ocorre porque cada pessoa possui características físicas próprias que geram resultados únicos. Devem-se observar tipo de pele, estrutura óssea etc., por isso todos estes pontos devem ser conversados com um especialista.

Torna-se difícil dizer pelo "antes e depois" que o resultado da sua cirurgia será igual ao de outro paciente. Entretanto, é possível chegar bem próximo ao resultado final, principalmente se você tiver características semelhantes às da pessoa do portfólio.

De qualquer maneira, a melhor prática para validar a experiência de um profissional deve ser consulta médica e exame, além da possibilidade de tirar todas as suas dúvidas.

O QUE O ESPECIALISTA EM PÁLPEBRAS DEVE EXAMINAR?

A pálpebra é a moldura dos olhos. Deve estar funcional e esteticamente adequada ao olho. Algumas doenças podem alterar o formato das pálpebras, deixando-as caídas, mais abertas e até arregaladas, como a disfunção da tireoide ou doença de Graves.

Há também os casos pós-traumas oculares e palpebrais, que devem ser tratados adequadamente para ser devolvida a simetria, bem como haver reconstrução e restituição da força do músculo das pálpebras quando este estiver alterado. Algumas disfunções palpebrais podem ocorrer após a paralisia facial, que afeta diretamente a força muscular da pálpebra de fechamento dos olhos, ficando o paciente com a hemiface (um dos lados da face) e a pálpebra assimétricas e paralisadas, sem conseguir fechar os olhos adequadamente do lado acometido.

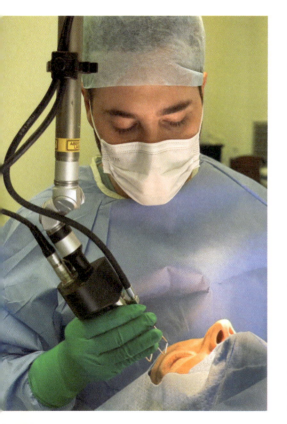

Algumas condições palpebrais podem estar relacionadas a traumas em geral, por exemplo: acidentes de carro, por arma de fogo e/ou outros acidentes domésticos com objetos pontiagudos. Infelizmente, nesses casos os olhos também são atingidos e é importante que o Oculoplástico, especialista em traumas dos olhos, pálpebras, órbitas e vias lacrimais, possa intervir cirurgicamente para a devida reconstrução.

A blefaroplastia, cirurgia plástica das pálpebras – conceitos e técnicas

Portanto, quando um paciente apresenta alguma condição que o afete estética ou funcionalmente, causando diferença entre os olhos e as pálpebras, deve procurar um especialista em pálpebras, o qual fará um exame detalhado e minucioso para entender o que levou à alteração palpebral. Além disso, é importante que o paciente tenha os exames clínicos em dia e traga fotografias anteriores para efeito de comparação com o quadro ocular atual.

O médico deverá procurar as assimetrias faciais, oculares e da região periocular examinando: olhos (incluindo pupilas), conjuntiva (olho vermelho/pterígio), baixa visual ou alteração na visão e movimento ocular, tendões das pálpebras, cantos das pálpebras, presença de lesões oculares ou palpebrais, se um olho está deslocado para a frente ou para trás em relação ao outro, pálpebras caídas, olhos arregalados, frouxidão das pálpebras, cílios dentro do olho, lacrimejamento, secreção nos olhos e qualquer outra condição que seja detectável ao exame biomicroscópico e oftálmico.

INDICAÇÕES DE TRATAMENTOS DE MANEIRA PERSONALIZADA – "DR. INTERNET"

A maioria dos cirurgiões especialistas realiza uma abordagem personalizada para atender à necessidade do paciente, identificando os problemas anatômicos específicos da área periocular.

Há várias opções de técnicas para que a abordagem seja adequada para cada indivíduo. Sendo assim, o procedimento é individualizado, a fim de solucionar as necessidades de cada caso. Nem sempre a retirada de pele que parece em excesso é o melhor tratamento.

Há casos, por exemplo, nos quais se indica a cirurgia por via transconjuntival, como já falado, que seria a remoção dos bolsões de gordura, algo que melhora muito o aspecto de cansaço. Em outros, faz-se um *lifting* palpebral para tratamento da frouxidão intensa; e ainda há situações em que fazemos

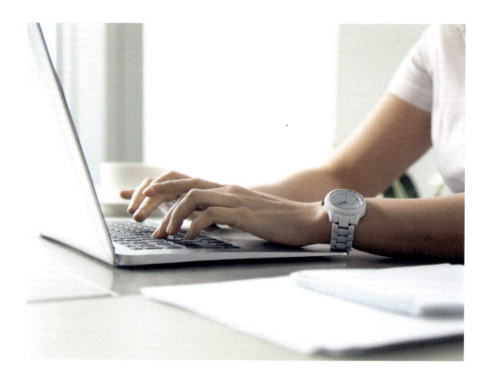

tratamentos cosmiátricos (tratamentos que buscam a manutenção da beleza e a melhora da aparência da pele e seus anexos), como *laser* e aplicação do ácido hialurônico, e obtemos ótimos resultados.

A combinação dos tratamentos deve ser realizada por especialista que tenha domínio da técnica e experiência e que saiba dosar a medida certa de cada procedimento que a pálpebra precisa rumo à naturalidade e à funcionalidade normal.

É comum recebermos no consultório pacientes com "diagnóstico" prévio, informações que o próprio paciente encontrou na internet e que transformam sua suspeita quase que numa verdade absoluta. Muitas vezes chegam com o nome da doença e possíveis soluções.

A internet é uma ótima ferramenta para estudo e conhecimento, devido à quantidade de informações disponíveis. Porém, é necessário ter cautela. A busca por um profissional competente e capacitado é indispensável para um diagnóstico verdadeiro e seguro, principalmente quando se tratam de procedimentos de saúde e estéticos. Pessoas que fazem algum tratamento sem orientação médica correm muitos riscos! É positivo procurar informações na internet e estar ciente das possibilidades, mas, ao pensar num diagnóstico que requeira cirurgia, deixe para um profissional médico experiente e especializado na área.

TELEMEDICINA

Como se acompanhou, em 2020 o Conselho Federal de Medicina autorizou a consulta on-line. Assim, o atendimento pode ser efetuado entre médico e paciente por meio de videoconferência, garantindo integridade, segurança e sigilo das informações. 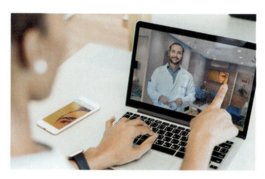 Por meio da telemedicina é possível emitir atestados, receitas médicas, solicitar exames e fazer o agendamento cirúrgico. Com a globalização, nota-se um intenso movimento a favor da cirurgia plástica palpebral cosmética, havendo oportunidade da busca por especialistas mundiais no assunto. Dessa forma, alguns cirurgiões realizam a telemedicina na sua prática diária e recebem os pacientes vindos de outros países prontos para a cirurgia.

A idade não indica a cirurgia das pálpebras, e, sim, a real necessidade de operá-las.

Dr. André Borba

capítulo

4

A BLEFAROPLASTIA –
PREPARO E
PROCEDIMENTO

capítulo 4
A BLEFAROPLASTIA – PREPARO E PROCEDIMENTO

DICAS PARA O PRÉ-OPERATÓRIO

 Os exames pré-operatórios solicitados deverão ser realizados e analisados antes da cirurgia.

 Avise sobre qualquer doença pré-existente, cirurgias prévias, alergias etc.

 Informe sobre o uso regular de medicações ou outras substâncias, principalmente fórmulas auxiliares para perder peso.

 Evite todo e qualquer medicamento para emagrecer por um período de 10 dias antes do procedimento cirúrgico.

 Os anti-hipertensivos devem ser tomados no dia da cirurgia e no horário de costume, com um pequeno gole de água.

 Caso utilize medicações contendo ácido acetilsalicílico (AAS) ou anticoagulantes, solicita-se que o uso seja suspenso por 3 a 5 dias antes e após a cirurgia.

 Evite o uso de qualquer medicação anti-inflamatória (diclofenaco, nimesulida, cetoprofeno, dentre outros) por 5 dias antes da cirurgia.

Estas são as substâncias que devem ser suspensas porque promovem maior tempo de sangramento e favorecem a formação de hematomas:

- Ácido acetilsalicílico.
- Amitriptilina.
- Anti-inflamatórios não hormonais.
- Clopidogrel.
- Dipiridamol.
- Fitoterápicos.
- Gengibre, alho.
- *Ginkgo biloba*.
- Inibidores da monoaminoxidase (IMAO).
- Maprotilina.
- Ticlopidina.
- Varfarina.
- Vitamina E.

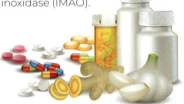

 Evite fumar no mínimo 1 mês antes e 1 mês após a cirurgia. A nicotina tem efeito constritor dos vasos sanguíneos da pele e pode causar distúrbios na cicatrização, aumentando as chances de infecção.

 Não consuma bebidas alcoólicas por 48 horas antes da cirurgia e nos primeiros dias de pós-operatório.

 Respeite o jejum de 8 horas antes da cirurgia. A higiene oral poderá ser realizada normalmente.

 Não utilize loções corporais ou maquiagem no dia da cirurgia. Recomenda-se também que não leve ao hospital joias ou objetos de valor.

 Chegue com pelo menos 1 hora de antecedência do horário marcado para a cirurgia, para que exista tempo adequado para internação e cuidados de enfermagem.

 Leve os exames pré-operatórios.

 Comunique ao médico anestesiologista se houver sintomas de gripe, resfriado ou outras indisposições.

INTRAOPERATÓRIO DA CIRURGIA DAS PÁLPEBRAS

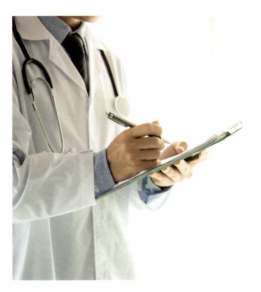

No período em que o paciente está na sala cirúrgica, os familiares são avisados de que a cirurgia deve demorar em torno de 2h e que, assim que acabar o procedimento, o paciente será encaminhado à recuperação anestésica, local onde poderá permanecer de 1 a 3h antes de ser encaminhado ao quarto ou ter alta para casa. Isso acontece para evitar qualquer intercorrência e para que o paciente possa acordar da sedação da maneira correta. É importante que o acompanhante tenha ciência dessas informações, para que não interprete a remoção para a sala anestésica como uma internação na UTI.

O acompanhante poderá ausentar-se do ambiente hospitalar durante esse período, devendo estar presente no momento da alta médica, quando sua presença é obrigatória.

Habitualmente, o cirurgião ou assistente entra em contato com o familiar ou acompanhante ao término da cirurgia, quando novas recomendações serão fornecidas. Outras orientações são costumeiramente passadas pela enfermagem para tranquilizar a família e orientar os próximos passos até a alta.

A alta hospitalar em geral é realizada no mesmo dia ou, se o paciente preferir, no dia seguinte ao da cirurgia.

ANESTESIA

A melhor técnica anestésica é definida pelo cirurgião, em parceria com o paciente. Em todas as opções, o preparo deve contemplar dois aspectos: a segurança do paciente e o conforto do cirurgião.

Na maioria das vezes, a técnica de escolha é a anestesia local associada à sedação.

Ela é mais indicada para cirurgias de pequeno porte e para boa parte das estéticas. Nessa técnica, por sua vez, somente uma pequena porção de pele ou mucosa é anestesiada. Ou seja, o paciente já está relaxado e dormindo quando o cirurgião realiza a infiltração do anestésico no local a ser operado.

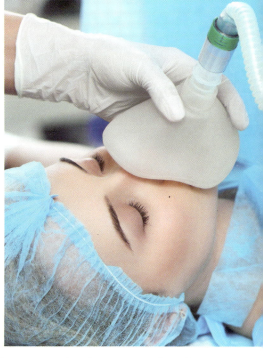

Uma das técnicas de sedação mais eficazes envolve dispositivos de infusão contínua. Dessa forma, os agentes anestésicos são administrados até se atingir um alvo plasmático ideal, e assim pode-se continuar durante todo o procedimento. O paciente não sente dor. Esse procedimento permite também um rápido despertar, caso o cirurgião queira avaliar os ajustes da cirurgia com o paciente semiacordado.

Ao adentrar a sala cirúrgica, realizamos um *checklist* para a anestesia segura, que inclui processos de apresentação da equipe, verificação das alergias conhecidas pelo paciente, análise do potencial risco cirúrgico para via aérea difícil e as possíveis perdas hemorrágicas, necessidade do uso de antibióticos e determinação da lateralidade cirúrgica, quando houver.

Além disso, a segurança do paciente envolve os seguintes elementos:

- Avaliação pré-anestésica: tem duas finalidades – identificar as comorbidades dos pacientes e determinar o quanto estão sob controle.
- Hipertensão arterial, diabetes *mellitus* e anticoagulação, pois podem afetar diretamente os resultados da cirurgia.
- Outras comorbidades de maior risco, como insuficiência coronária, insuficiência cardíaca congestiva, interrupção de anticoagulação e arritmias, podem pôr em risco os próprios pacientes, resultando, em alguns casos, em internação prolongada etc.

COMPLICAÇÕES NAS CIRURGIAS DAS PÁLPEBRAS

Trabalhos mundiais demonstram que a blefaroplastia é uma cirurgia com alta taxa de satisfação e baixo número de complicações, sendo um excelente procedimento cirúrgico quando corretamente indicada, estando entre as cirurgias estéticas mais realizadas no mundo.

Quando se realiza uma blefaroplastia, o especialista deve estar muito familiarizado com os detalhes das estruturas anatômicas com as quais está lidando, de modo a evitar complicações. É importante que o cirurgião também esteja familiarizado com o tratamento adequado dessas complicações, tanto em relação aos olhos quanto à estética e ao funcionamento das pálpebras.

Como qualquer procedimento cirúrgico, a blefaroplastia não é isenta de complicações, que podem ser diferentes se ocorrerem após a cirurgia nas pálpebras superiores ou nas inferiores. Talvez a mais frequente seja defeito da lamela anterior ou da pele, após excisão excessiva (remoção demasiada de pele).

Se isso afetar a pálpebra superior, resultará na dificuldade ou incapacidade de a pálpebra superior cobrir completamente a superfície ocular, deixando-a entreaberta e causando o que chamamos de lagoftalmo.

A blefaroplastia – preparo e procedimento

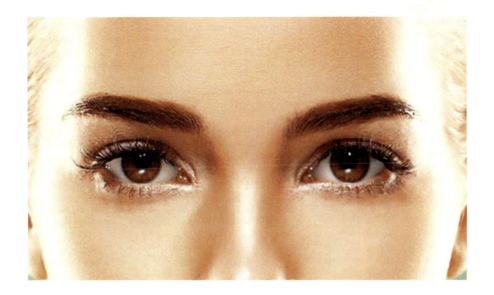

Em outras palavras, quando isso acontece muita pele é removida da pálpebra superior e o olho não consegue ser fechado completamente. Tal complicação implica uma superfície ocular pouco protegida e o paciente sente desconforto, irritação ocular, lacrimejamento etc. Se a situação persistir, poderá levar a defeitos epiteliais, ulcerações da córnea e perdas de visão.

A excisão excessiva da pele durante a blefaroplastia inferior causa uma retração da pálpebra inferior, o que também pode impedir que o olho se feche completamente, já que a pálpebra inferior estará mais baixa, causando os sintomas já mencionados, bem como irritação nos olhos, desconforto, lacrimejamento reativo, eventualmente afetando a superfície ocular, incluindo a córnea e causando defeitos epiteliais, ulcerações, infecções e perda de visão.

Outros motivos podem levar à retração palpebral após a blefaroplastia sem que a falta de pele seja a causa, como a cicatrização excessiva da lamela média (septo fibroso) ou da lamela posterior (conjuntiva), bem como excessiva extração de gordura das bolsas superiores e inferiores.

Por meio de um exame clínico adequado, é possível determinar em que nível o defeito se encontra e, assim, proceder à sua correção. Deve-se levar em conta que, toda vez que uma correção de uma complicação é feita cirurgicamente, um novo processo inflamatório ocorre seguido de cicatrização, o que limitará o resultado final dessa nova intervenção, entre outras razões, por dano neurológico ao músculo ao redor do olho (orbicular).

Isso significa que temos um número limitado de oportunidades para corrigir as complicações. Portanto, o cirurgião deve estar familiarizado com a reconstrução estética da área periocular.

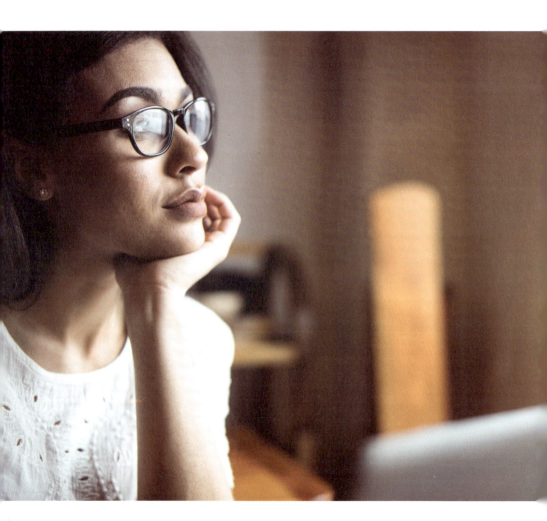

A blefaroplastia – preparo e procedimento

As complicações não são comuns e, quando ocorrem, são geralmente discretas e transitórias, como hematoma e quemose.

Entretanto, algumas vezes podem ser definitivas, como cegueira, ou necessitarem de novas abordagens cirúrgicas para correção, como ectrópio e ptose palpebral.

Por isso, a prevenção das complicações ou mesmo sua predição inicia-se com uma avaliação pré-operatória minuciosa.

O profissional que realizará a cirurgia deve considerar a história clínica detalhada (investigar comorbidades, uso de medicações, antecedentes oftalmológicos, pessoais e familiares) e, claro, realizar um exame físico meticuloso.

A avaliação do aspecto psicológico do paciente e de suas expectativas em relação à cirurgia é também bastante importante.

A programação da técnica cirúrgica a ser utilizada é baseada nas alterações anatômicas encontradas e nas queixas apresentadas, levando em conta as expectativas do paciente e as reais possibilidades cirúrgicas para melhora da estética.

O tratamento das complicações inclui desde uma abordagem clínica até novas intervenções cirúrgicas, que devem ser corretamente empregadas pelos especialistas.

COMO EVITAR AS COMPLICAÇÕES

Para um bom resultado, é necessária uma avaliação pré-operatória minuciosa, esclarecendo ao paciente os benefícios e as limitações da cirurgia, além de se considerar a individualização das técnicas de acordo com as características de cada paciente. O procedimento cirúrgico, se realizado de maneira criteriosa, minimiza o risco de complicações e garante o sucesso da cirurgia.

"

Por mais desafiador que seja, quando entro em cirurgia, é pra vencer.

Foco apenas em fazer o meu melhor, levando em conta as expectativas e os sonhos, presente e futuro.

O amor que move tudo isso transforma, rejuvenesce e cura.

Dr. André Borba

capítulo

5

PÓS-OPERATÓRIO – RESULTADO DA BLEFAROPLASTIA

capítulo

5

PÓS-OPERATÓRIO – RESULTADO DA BLEFAROPLASTIA

Como já abordado, a blefaroplastia é indicada para pessoas que possuem excesso de pele e bolsas de gordura nas pálpebras. Muitas vezes esses sinais causam um aspecto de envelhecimento, olhos caídos e aparência de cansaço. Estes, por sua vez, incomodam e afetam a autoestima. Além disso, apesar de ser mais comum em pessoas com idade avançada, pode ocorrer em pessoas mais jovens por questões hereditárias. Embora seja uma cirurgia relativamente simples e de recuperação rápida, se você leu este livro até aqui sabe que o médico avaliará cada situação e aconselhará o paciente de acordo com cada caso.

Dedicamos um capítulo somente aos resultados, pois esta é a parte mais importante para nós.

PÓS-OPERATÓRIO IMEDIATO DAS CIRURGIAS DAS PÁLPEBRAS

Nos primeiros dias, é relativamente comum surgirem sentimentos de dúvidas e preocupações sobre o andamento do pós-operatório devido ao inchaço e desconforto iniciais. Porém, à medida que o inchaço e as possíveis equimoses regridem, os benefícios e o nível de satisfação aumentam.

Toda cirurgia, até mesmo as mais simples, requer cuidados pós-operatórios que serão cruciais para a melhor recuperação possível em relação ao controle do inchaço e hematomas, garantindo melhor recuperação e resultado final satisfatório.

Nesse período, é comum que as gazes utilizadas para as compressas fiquem com pequena quantidade de sangue, melhorando até 24h depois da cirurgia. Recomenda-se também o uso de colírios lubrificantes para hidratação e lubrificação da superfície ocular, que pode tornar-se levemente ressecada no início do pós-operatório e ocasionalmente provocar embaçamento visual leve.

É importante nas primeiras horas: fazer compressas frias no local da cirurgia, para diminuir o inchaço; ingerir bastante líquido; evitar coçar ou mexer no local da cirurgia; repousar; e evitar fazer esforços desnecessários **(Figura 25)**.

Tudo isso é indispensável para que haja boa recuperação e cicatrização.

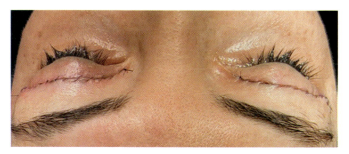

Figura 25. A foto simula o aspecto final e pós-operatório imediato da cirurgia de blefaroplastia superior, elevação da cauda dos supercílios e blefaroplastia inferior por via transconjuntival. É importante que a cirurgia seja personalizada, respeitando os traços étnicos e a anatomia de cada indivíduo.

DICAS

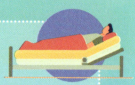

- Mantenha a cabeceira da cama elevada num ângulo de 30° por 7 dias.

- Realize compressas com soro fisiológico gelado por 48h na área operada pelo menos 5 vezes/dia por 30 minutos.

- Siga corretamente a prescrição médica.

- É normal ocorrer um pequeno sangramento nasal até 12h após o procedimento.

- Não faça esforços físicos intensos ou atividades desportivas durante os primeiros 30 dias após a cirurgia.

- Não se exponha ao sol após a cirurgia nos primeiros 60 a 90 dias. Quando iniciar pequenas exposições ao sol, use protetor solar com FPS igual ou superior a 30 e óculos escuros.

- Escute música, assista filmes e aproveite para descansar.

- Recomenda-se manter as sessões de drenagem linfática nas primeiras semanas do pós-operatório.

RETIRADA DO CURATIVO E DOS PONTOS

Em geral, deixamos o curativo local nas primeiras 72 horas. O retorno poderá ser em torno do 7º dia.

Pós-operatório – resultado da blefaroplastia

Os pontos da pele podem ser reabsorvidos ou não. É comum que sejam retirados em torno do 5º ao 7º dia de pós-operatório.

Uma dúvida pouco discutida, mas comum a diversos tipos de pacientes, é relacionada à retirada dos pontos. **Ao contrário do que se pensa, a retirada dos pontos não dói nem sangra.**

Muitas pessoas têm esse medo e acabam usando a experiência de terceiros como parâmetro, o que pode aumentar ainda mais o temor. Geralmente, a retirada não dói, mas isso depende de diversos fatores, como local do procedimento, sensibilidade e processo de cada paciente, entre outros. Também é essencial seguir as recomendações do seu médico.

Para evitar inflamações ou que o ponto abra e cause dor na retirada, realizar os cuidados básicos faz diferença em sua recuperação. Lembrando que tudo isso deve ser conversado com seu cirurgião. Caso ele libere, você poderá lavar com água e sabão neutro, evitando deixar o corte aberto (se não for uma recomendação médica) e buscando não fazer esforço além do recomendado, para não comprometer os pontos. Há casos quando, em vez de suturar, o cirurgião utiliza uma cola cirúrgica que ajuda a coaptar a ferida cirúrgica, que sai em até 10 dias após a cirurgia. Nesse caso, obviamente, não há necessidade de retirada dos pontos.

ATÉ APROXIMADAMENTE 3 MESES DO PÓS-CIRÚRGICO

Devido ao inchaço e ao desconforto iniciais, é relativamente comum surgirem sentimentos de dúvidas e preocupações sobre o andamento do pós-operatório. Durante esse período, há variações de inchaço de acordo com flacidez, frouxidão dos tecidos, nível de retenção de líquidos, preferência do lado de dormir etc.

O aspecto da cicatriz cirúrgica tende a ficar inaparente do 3º ao 6º mês **(Figura 26)**.

Além disso, como já mencionamos, cada caso é um caso, e por isso deveremos tratá-los de maneira personalizada, favorecendo o rejuvenescimento natural da área dos olhos **(Figura 27)**.

Desenhando um novo olhar – A tão sonhada cirurgia plástica das pálpebras
Guia médico completo sobre a.blefaroplastia

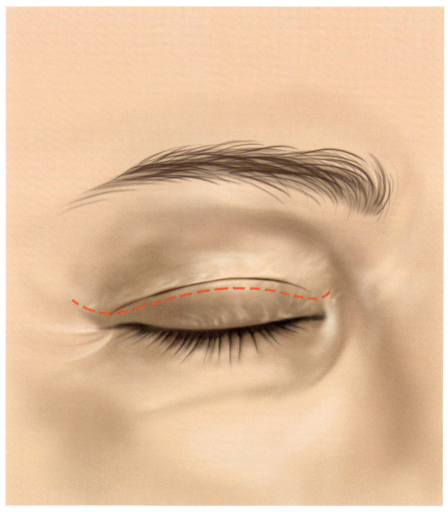

Figura 26. A linha tracejada corresponde à extensão da incisão da cirurgia plástica palpebral. A futura cicatriz tende a tornar-se inaparente até o 6º mês de pós-operatório. Perceba que a cicatriz da blefaroplastia é muito delicada e fica escondida no sulco palpebral.

Pós-operatório – resultado da blefaroplastia

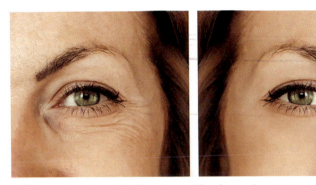

Figura 27. A cirurgia plástica das pálpebras é surpreendente. O rejuvenescimento não ocorre apenas em relação ao olhar: dependendo do caso, pode levar a pessoa a aparentar ser 10 a 15 anos mais jovem. Além disso, não podemos esquecer que os tratamentos complementares que otimizam a blefaroplastia são de extrema importância para manter a pele mais cuidada, firme e saudável.

APÓS 6 MESES

Agora, após 6 meses, é possível começar a ver os resultados parecidos com aqueles de fotos de antes e depois. À medida que o inchaço e os hematomas regridem, os benefícios e o nível de satisfação aumentam.

CICATRIZ NA BLEFAROPLASTIA

Como a região dos olhos é muito sensível e aparente, algumas pessoas se preocupam com as cicatrizes em relação à possível piora e ao comprometimento do resultado final. Ou seja, além da preocupação com o resultado final de quem pretende fazer uma cirurgia plástica das pálpebras, a cicatrização é sempre uma inquietação a mais.

Quando ocorre uma lesão da pele ou de qualquer outro tecido do corpo, seja acidental ou cirúrgica, haverá uma linha de cicatriz, e o que pode variar é a qualidade dessa cicatriz, que é determinada por fatores genéticos, condição da lesão (localização, sentido etc.), tipo de pele/etnia e também pela técnica empregada pelo cirurgião.

Desde o momento da incisão até o fechamento da ferida cirúrgica, existe uma série de fatores que influenciarão o resultado estético, o tratamento e o prognóstico da cicatriz.

No entanto, o mais comum é, na blefaroplastia superior, a incisão acompanhar a linha do sulco da pálpebra, ocultando a cicatriz nas dobras naturais da pele. Quando realizada na pálpebra inferior, a cicatriz fica na porção interna da pálpebra, tornando-se imperceptível.

O processo de cicatrização da pele pode durar meses até a definição do aspecto final, mas durante esse processo podemos atuar para que o resultado seja o melhor possível. Uma cicatriz de boa qualidade, estética ou normal, deve ser fina, plana, com coloração semelhante à da pele local, ou seja, quase imperceptível no convívio social. Porém existe um período de evolução em que a aparência da cicatriz sofre alterações físicas, típicas de cada fase.

A cicatrização é um desenvolvimento natural de cura de qualquer ferimento na pele decorrente de acidente, cirurgia ou doença.

Se você pensa em passar por uma blefaroplastia, deve buscar informações e esclarecer dúvidas para o seu caso em especial. Dessa forma é possível receber o melhor diagnóstico e garantir toda a segurança e qualidade necessárias para que os resultados sejam totalmente de acordo com as expectativas.

Pós-operatório – resultado da blefaroplastia

Lembre-se: a técnica atual usada na cirurgia plástica nas pálpebras é resultado de muitos anos de estudo, pesquisa e técnicas para executá-la com alta precisão, e por isso a cicatriz fica camuflada numa das linhas de expressão ou no sulco natural já existente da pele.

Após a 3ª semana, é comum indicarmos alguns tratamentos com cremes à base de silicone para que a cicatriz torne-se inaparente o quanto antes. Mas o importante é dizer que, se você pensa em cirurgia palpebral e tem medo da cicatriz, em geral as linhas de incisão tornam-se inaparentes com o tempo.

"

O bisturi não é a única opção para rejuvenescer as pálpebras. A cirurgia depende muito mais da motivação pessoal do paciente do que da própria indicação cirúrgica.

Dr. André Borba

capítulo

6

A BUSCA PELA BELEZA DE UM NOVO OLHAR –
TRATAMENTOS COSMÉTICOS NÃO CIRÚRGICOS

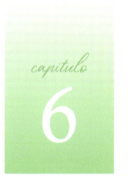

A BUSCA PELA BELEZA DE UM NOVO OLHAR – TRATAMENTOS COSMÉTICOS NÃO CIRÚRGICOS

"COMO REJUVENESCER A ÁREA DOS OLHOS?"

Esta é uma pergunta recorrente no consultório de cirurgia plástica ocular. Os olhos sempre ficam em evidência e, quando as marcas de expressão começam a aparecer, as pálpebras são a primeira região atingida.

Homens e mulheres começam a sentir a região dos olhos diferente depois dos 30 anos. Quando há flacidez palpebral, o olhar pode ficar com a aparência de cansado ou, quando as sobrancelhas estão desalinhadas, conferem uma sensação de tristeza ou de uma noite maldormida.

Em geral, a blefaroplastia é uma solução eficaz, por favorecer grande rejuvenescimento periocular, podendo ser realizada na parte superior e inferior palpebral.

No entanto, em muitos casos, indicamos alguns procedimentos complementares à cirurgia plástica das pálpebras que auxiliam onde a blefaroplastia não consegue atuar.

Toxina botulínica: trata e ajuda a prevenir o aspecto de olhos cansados, flacidez na região, rugas, pés de galinha e marcas de expressão. Além disso, eleva as sobrancelhas e sutilmente o olhar, ajudando no aspecto mais jovial da face

Tratamento da pele palpebral com *laser*, *peelings* e dermocosméticos

Fios: ajudam no tratamento das rugas finas ao redor dos olhos e estimulam o colágeno. Podem ser associados à hidratação cutânea periocular

Preenchimento com ácido hialurônico: esse procedimento pode ser usado em determinados tipos de olheiras, depressões e sulcos ao redor dos olhos

Lifting de sobrancelhas: as sobrancelhas podem conferir um ar de cansaço, tristeza ou até mesmo braveza. Em alguns casos, a elevação da cauda pode ser necessária para melhorar a aparência. Em geral é realizado de forma cirúrgica, que é mais efetiva

Bioestimuladores faciais: reestruturam e melhoram flacidez, estimulando o colágeno e a elastina

Desenhando um novo olhar – A tão sonhada cirurgia plástica das pálpebras
Guia médico completo sobre a blefaroplastia

Esses e outros tratamentos faciais são muito seguros e conhecidos pela melhora que provocam na aparência da pele. Vamos falar de alguns deles a seguir.

LASER DE CO_2

Atenua rugas e flacidez e melhora a textura da pele tratada. Durante o procedimento, o feixe de luz atinge a pele, criando colunas de microcoagulação, que fazem a retração da derme e estimulam a produção de colágeno. O tratamento é fracionado, ou seja, apenas uma fração da superfície da pele é tratada pelo *laser*, deixando pequenas "pontes" de pele intacta. Essa técnica faz com que o processo de cicatrização seja muito mais rápido e permita o retorno às atividades em pouco tempo. Os resultados aparecem de forma gradativa, a depender das condições da pele de cada paciente **(Figura 28)**.

Muitas vezes, a melhora já é visível no momento da realização do procedimento, tornando-se mais evidente até 5 meses após sua realização.

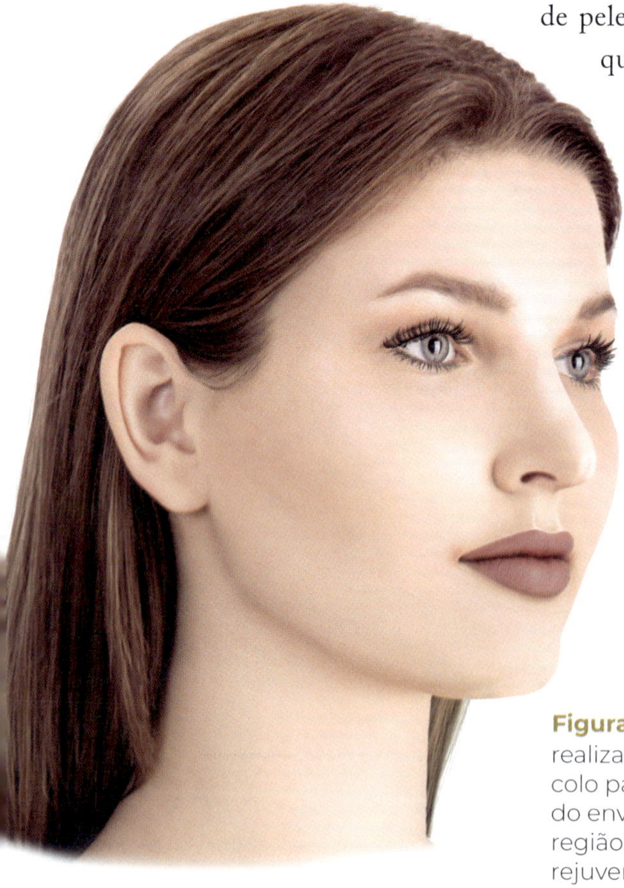

Figura 28. O *laser* de CO_2 pode ser realizado em toda a face, pescoço e colo para melhora das linhas e rugas do envelhecimento. Em especial na região das pálpebras promove um rejuvenescimento intenso.

A busca pela beleza de um novo olhar – tratamentos cosméticos não cirúrgicos

O procedimento é feito no consultório com anestesia tópica e gera pouco desconforto. A pele fica mais rosada, descamativa e um pouco inchada por, em média, 4 dias. São indicadas de uma a quatro sessões, dependendo do grau de flacidez.

RADIOFREQUÊNCIA

Essa tecnologia emite ondas de radiofrequência que aquecem as camadas mais profundas da pele, estimulando a produção de colágeno **(Figura 29)**. Os efeitos continuam a melhorar a pele até 6 meses após um único tratamento, dependendo da condição da pele e do processo natural de envelhecimento.

O método ajuda a tonificar a pele ao redor dos olhos e das pálpebras. Os olhos ficam com aparência mais aberta e menos cansada. Geralmente, é realizada uma sessão por ano. Após o tratamento, é possível retomar imediatamente a rotina. O procedimento é realizado no consultório, sem necessidade de anestesia tópica, e existe pouco desconforto associado.

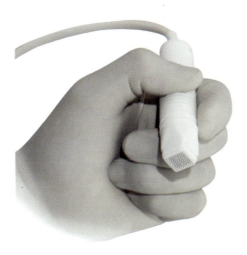

Figura 29. Utilização da radiofrequência para estímulo do colágeno na pele palpebral.

89

RADIOFREQUÊNCIA COM MICROAGULHAMENTO

O procedimento é realizado com um mecanismo com "micropinos", que utiliza calor e corrente elétrica para realizar uma microablação invisível, segura e sem sangramento. As agulhas passam pela superfície da pele sem efeito térmico, apenas emitindo elétrons no momento da ação **(Figura 30)**.

A tecnologia "dá volume" à derme, sendo possível sentir esse efeito de preenchimento após a primeira sessão. No entanto, para obter melhores resultados são recomendadas, em média, três sessões. O procedimento é feito no consultório, com necessidade de anestesia tópica, e existe pouco desconforto associado. Leve vermelhidão, inchaço e descamação são esperados nos dois primeiros dias pós-procedimento.

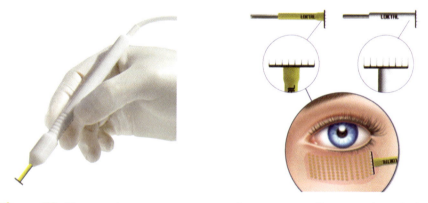

Figura 30. Figuras demonstram a ponteira e o procedimento da radiofrequência com microagulhamento na região periocular, especialmente na pálpebra inferior.

ULTRASSOM MICROFOCADO

É um tratamento de ultrassom não cirúrgico. Sob a pele, são aplicados pequenos depósitos de energia focada de ultrassom na profundidade certa, de modo a obter o efeito desejado, mantendo a superfície da derme intacta **(Figura 31)**. Esse aparelho estimula a produção de colágeno, com melhora do aspecto da pele. Os efeitos podem ser visíveis gradualmente até o 6º mês de tratamento, sendo indicada apenas uma sessão por ano. É um método sem *down time*, ou seja, o paciente pode voltar a fazer suas atividades normais logo em seguida **(Figura 32)**. O tratamento é realizado no consultório, com necessidade de anestesia tópica, gerando leve desconforto associado.

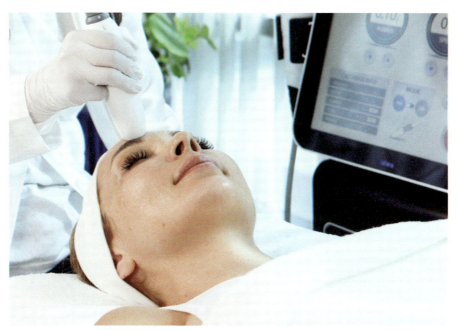

Figura 31. Tratamento com ultrassom microfocado na região da sobrancelha e periocular. A tecnologia promove um *lifting* de supercílios e a melhora generalizada da qualidade da pele.

Desenhando um novo olhar – A tão sonhada cirurgia plástica das pálpebras
Guia médico completo sobre a blefaroplastia

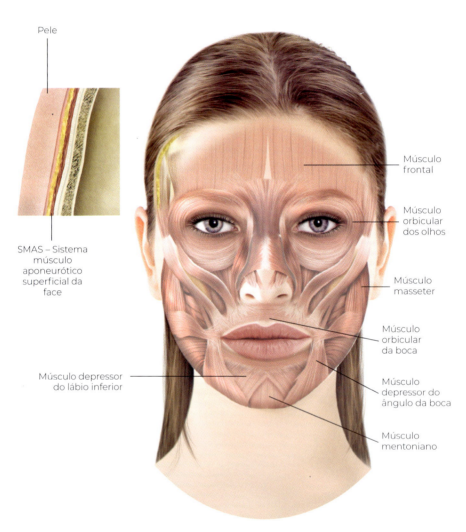

Figura 32. O ultrassom microfocado atinge as camadas mais profundas da derme e promove o rejuvenescimento facial por meio de um efeito de *lifting*. Deve ser realizado anualmente, estimulando colágeno e elastina e combatendo a flacidez.

A busca pela beleza de um novo olhar – tratamentos cosméticos não cirúrgicos

BIORREMODELADORES TECIDUAIS

É possível harmonizar o formato da região periocular através do preenchimento facial com uma substância chamada ácido hialurônico, produzida naturalmente pelo organismo humano e presente principalmente na pele. Sua função é reter água, conferindo hidratação e volume. Com o processo de envelhecimento, essa substância se degrada, e o organismo não consegue repô-la adequadamente, conferindo um aspecto "esqueletizado" à face. Essa técnica é indicada para melhorar a qualidade da pele e promover hidratação e textura, por meio da aplicação em pontos estratégicos da face **(Figura 33)**. Além do efeito de rejuvenescimento, a atual técnica de preenchimento é capaz de realçar os contornos e corrigir imperfeições faciais. O tratamento pode ser realizado nas seguintes áreas: região malar ou "maçã do rosto", zigoma, linha mandibular, queixo e pescoço.

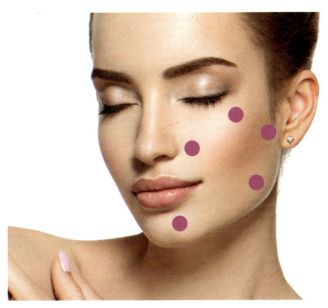

Figura 33. Distribuição dos pontos anatômicos para a aplicação do ácido hialurônico não reticulado, utilizado para rejuvenescimento e biorremodelação tecidual.

BIORREVITALIZAÇÃO DA PELE

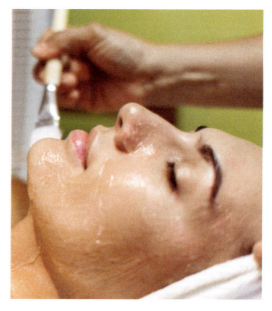

Atualmente existem combinações únicas de peptídeos, biorrevitalizadores, complexos vitamínicos, coenzimas e minerais projetados para se alcançar resultados eficazes e duradouros no embelezamento da pele. Essas substâncias podem ser injetadas ou apenas passadas na pele após tratamentos que favoreçam a entrada e ação específica dos produtos necessários de maneira personalizada.

Esses ativos estão se tornando cada vez mais efetivos e capazes de reconstruir o tecido epidérmico de forma espetacular, conferindo elasticidade, maciez e firmeza à área tratada. Além disso, a combinação de seus princípios ativos evita a formação de rugas, tratando o envelhecimento cutâneo e a flacidez com naturalidade. São muito utilizados como associação de outros tratamentos minimamente invasivos, como toxina botulínica, preenchedores e bioestimuladores, e também associados exclusivamente à tecnologia, como *laser*, radiofrequência e microagulhamento automatizado. Ao longo das sessões mensais, tais tratamentos proporcionam excelentes resultados para a área dos olhos, "código de barras" ou região perioral, pescoço e colo.

Além disso, há substâncias e coquetéis injetáveis que estimulam a quebra da molécula de gordura e inibem o aparecimento e o crescimento de novas células adiposas. Esses procedimentos são associados para perdas de gordura localizadas na face, contorno facial e corporal. Geralmente são tratamentos que podem estar associados ao ultrassom microfocado e macrofocado,

A busca pela beleza de um novo olhar – tratamentos cosméticos não cirúrgicos

otimizando a perda de gordura e auxiliando na remoção dos fluidos retidos, o que estimula a circulação e o remodelamento da área tratada.

A tecnologia desses princípios ativos conta também com soluções combinadas capazes de ativar a síntese de colágeno e elastina, ajudando a pele a recuperar sua firmeza e maciez, proporcionando um efeito firmador significativo. É de extrema importância que o tratamento seja orientado e realizado por especialistas capazes de direcionar o melhor tratamento pra cada caso.

Conheça as indicações dos novos ativos para biorrevitalização da face e do corpo:

- Desvitalização da pele.
- Manchas.
- Antirrugas.
- Hidratação.
- Cicatrizes e marcas de acne.
- Flacidez.
- Pele seca e danificada.
- Fotoenvelhecimento.

TOXINA BOTULÍNICA

A toxina botulínica promove uma paralisia temporária dos músculos faciais. O bloqueio da contração muscular suaviza as rugas e linhas de expressão na região do rosto. O tratamento é indicado para amenizar rugas dinâmicas como pés de galinha, e linhas de expressão da região da testa e do pescoço. Também é comumente utilizado com o objetivo de elevar a cauda das sobrancelhas e a ponta do nariz. Em geral, apresenta ótimo efeito de rejuvenescimento e tem duração média de 4 a 6 meses.

A toxina botulínica do tipo A é uma substância que impede a ação dos impulsos mandados para as junções neuromusculares, levando ao relaxamento muscular após tratamento do local desejado **(Figura 34)**.

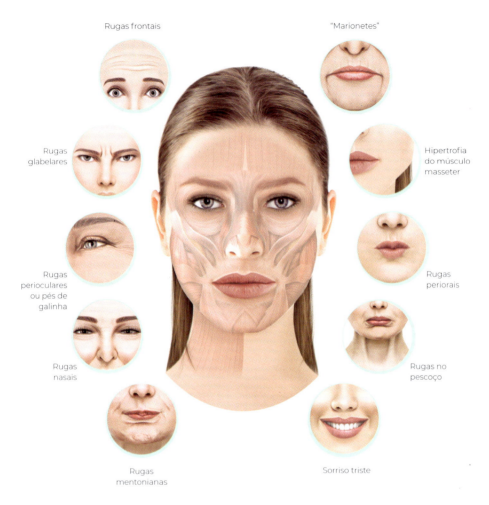

Figura 34. A ilustração apresenta os vários músculos e locais de possíveis tratamentos com a toxina botulínica.

Os resultados são temporários e avaliados por meio de diminuição da força ou relaxamento do músculo abordado.

As rugas faciais são causadas pela contração repetitiva de seus músculos e a abordagem cosmética da toxina botulínica pode ser realizada nas seguintes regiões da face: glabela, canto lateral dos olhos (pés de galinha), pálpebra inferior, região perioral e rugas do pescoço.

A busca pela beleza de um novo olhar – tratamentos cosméticos não cirúrgicos

Os outros tipos de rugas faciais não são causados por essa contração muscular e não devem ser tratados com a toxina botulínica do tipo A. Estes incluem redundâncias gravitacionais, pregas de dormir e aquelas causadas pelo processo de envelhecimento pela perda de elasticidade.

A toxina botulínica do tipo A é administrada por meio de injeções de seringas e microagulhas.

A aplicação é realizada no consultório médico e causa uma sensação de ardor leve no local, semelhante ao da anestesia local.

Compressas frias locais previnem possíveis formações de equimose. Pode haver vermelhidão imediata, que melhora em até 30 minutos.

O início do relaxamento muscular é variável de paciente para paciente e de uma aplicação para outra.

Muitos pacientes notam alguma resposta dentro de 72h após a aplicação. O efeito máximo de fraqueza muscular esperado pode ser notado após uma semana da aplicação.

Os efeitos da toxina botulínica do tipo A são temporários e duram por volta de 2 a 6 meses em casos cosméticos. Em caso de pacientes que realizam atividades físicas de grande intensidade, a toxina botulínica dura no máximo 3 meses. A média de duração é de 5 meses.

TRATAMENTO COM ÁCIDO HIALURÔNICO E BIOESTIMULADORES

Consiste na aplicação de produtos injetáveis em pontos-chave do envelhecimento de cada face. Essas substâncias de alta tecnologia são capazes de sustentar, hidratar e estimular o colágeno de rugas, depressões e sulcos faciais **(Figuras 35 e 36)**.

A região das têmporas e bochechas é anatômica, onde se percebe de forma mais prematura certa absorção dos tecidos moles e degeneração da gordura local. Dessa maneira, e pela ação da lei da gravidade, os tecidos mais superficiais, como a pele, sofrem as alterações do tempo drasticamente, formando os sulcos conhecidos como "bigode chinês" e linhas de marionete. Essas substâncias devem ser aplicadas com moderação e têm o intuito de realçar a própria beleza, podendo o procedimento ser realizado em etapas.

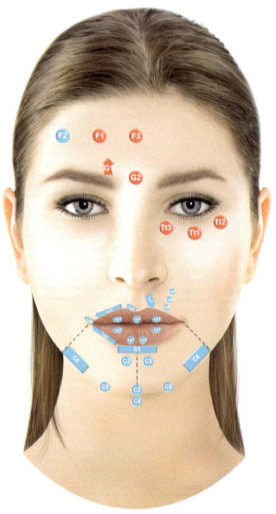

Figura 35. A ilustração demonstra o detalhamento dos pontos anatômicos a serem tratados durante o rejuvenescimento com agentes injetáveis na região periocular e perioral.

As áreas comumente tratadas com essas substâncias são bochechas, lábio, queixo, nariz e contorno facial.

O conhecimento da anatomia e o planejamento do procedimento são instrumentos fundamentais para que o produto seja aplicado adequadamente.

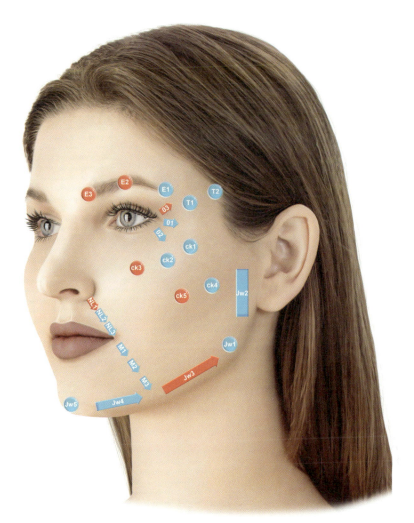

Figura 36. A ilustração demonstra o detalhamento dos pontos anatômicos a serem tratados durante o rejuvenescimento com agentes injetáveis na região dos supercílios, têmporas, *top model look*, "bigode chinês" e contorno facial.

PEELING QUÍMICO

Os *peelings* melhoram a qualidade da pele, eliminando ou amenizando rugas, marcas de acne, manchas solares e senis. A indicação da técnica a ser utilizada depende do tipo de pele e do problema a ser tratado. O *peeling* químico para a ruga retira a "pele morta" do organismo, eliminando as camadas superficiais e envelhecidas, e acelera o processo de renovação celular, buscando reduzir o número de rugas e rejuvenescer a pele.

Esse tratamento causa um processo de descamação e, consequentemente, estímulo de colágeno e elastina, promovendo um aspecto mais rejuvenescido. Dessa forma, o *peeling* químico é bastante eficaz no combate a rugas e algumas manchas faciais.

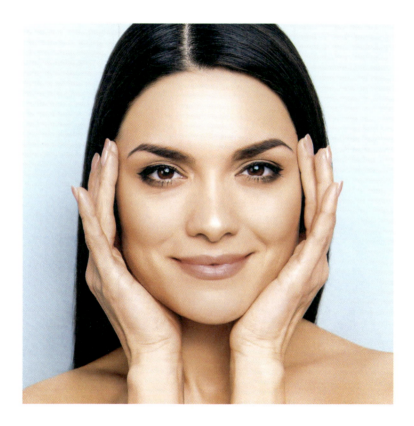

A busca pela beleza de um novo olhar – tratamentos cosméticos não cirúrgicos

APLICAÇÃO DE FIOS DE POLIDIOXANONA (PDO)

O uso dos fios de sustentação em tratamentos estéticos faciais e corporais cresceu nas últimas décadas. Devido aos efeitos indesejados de curto e longo prazos dos fios permanentes, os materiais absorvíveis ganharam força. Os fios de polidioxanona (PDO) são sintéticos, monofilamentares e biodegradáveis. A vantagem é que são muito conhecidos porque já são utilizados há mais de 35 anos em cirurgias plástica, cardíaca, ginecológica, urológica e dermatológica.

O material tem se mostrado seguro e eficaz no rejuvenescimento por melhorar a textura e elasticidade da pele ao induzir a produção de colágeno. O processo ocorre em duas etapas: a primeira é o *lifting* produzido pelos encaixes fixadores dos fios e a segunda etapa é o efeito *lifting* duradouro – macrófagos e fibroblastos infiltram ao redor do fio, levando à produção de tecido conjuntivo fibroso até a reabsorção completa do material. Todas essas alterações teciduais geram aumento na síntese de colágeno e elastina dérmicos, produzindo um efeito revitalizante e melhora na qualidade da pele. A degradação do fio ocorre entre 6 a 8 meses, mas o estímulo de colágeno inicia-se em 3 meses e pode durar em torno de 1,5 ano devido à neocolagênese.

Existe uma ampla variedade de fios, que podem ser lisos, torcidos ou espiculados. A combinação de fios com diferentes características permite o uso em vários tratamentos estéticos faciais e corporais: melhora de rugas e sulcos superficiais e profundos, redução da flacidez, definição do contorno facial, entre outros **(Figura 37)**.

A aplicação dos fios de PDO é um procedimento seguro e eficaz, podendo ser realizado no consultório. Apesar de os fios de PDO demonstrarem resultados mais modestos que o tradicional *lifting* cirúrgico, a inserção de fios é uma técnica minimamente invasiva, segura e eficiente para rejuvenescimento. Assim como qualquer procedimento estético, a seleção adequada do paciente, do tipo de fio e da técnica, bem como o alinhamento de expectativas, são essenciais para um ótimo desfecho.

Desenhando um novo olhar – A tão sonhada cirurgia plástica das pálpebras
Guia médico completo sobre a blefaroplastia

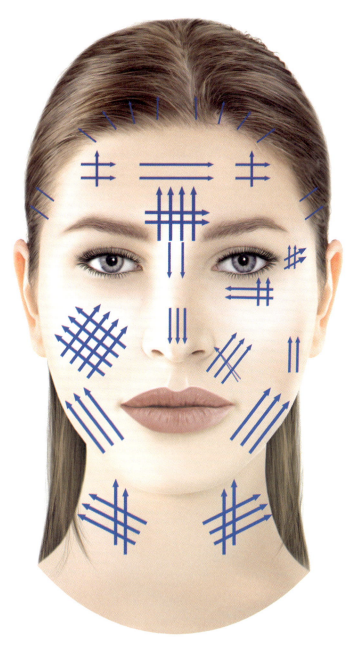

Figura 37. A figura demonstra as regiões de face e pescoço nas quais é possível a inserção dos fios de PDO para o estímulo de colágeno.

LUZ PULSADA

O disparo de luz é capaz de aumentar a espessura da camada de colágeno e deixar a pele mais firme, melhorando a flacidez **(Figura 38)**. Dessa forma, é muito eficiente no combate a rugas finas e manchas senis em áreas como colo, pescoço, mãos e rosto.

As principais indicações da luz pulsada são para tratamento de rosácea e telangiectasias, de acne, olheiras e manchas da pele, de rugas e melhora das linhas de expressão.

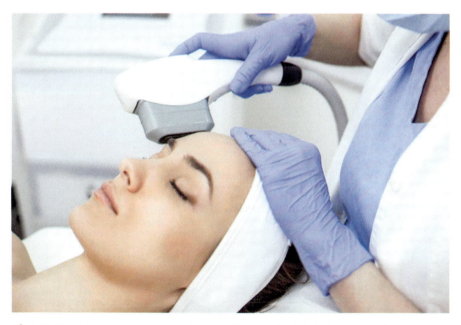

Figura 38. A imagem demonstra a aplicação facial da luz pulsada. A sessão tem duração de 30 minutos com anestesia tópica (diretamente na pele). Essa tecnologia é muito eficaz como manutenção a alguns tipos de manchas e telangiectasias.

JATO DE PLASMA

O plasma pode ser criado aquecendo-se o gás ou sendo submetido a um forte campo eletromagnético gerado por *laser* ou gerador de micro-ondas. O plasma é entendido como o quarto estado da matéria, sendo os outros sólido, líquido e gasoso.

Para ser capaz de gerar a descarga de faísca, o ar que contém elétrons livres absorve uma grande quantidade de energia e entra em colapso, isto é, deixa de ser isolante e passa a conduzir corrente elétrica. Com isso o ar é ionizado e torna-se plasma.

O plasma provoca sublimação tecidual (passagem do estado sólido para gasoso) e estimula a neocolagênese; como consequência, melhora o tônus cutâneo (*skin tightening*) e a retração de pele **(Figura 39)**.

Em cada sessão conseguimos retração de pele em torno de 30%.

O efeito máximo do tratamento é observado após 3 meses e, após esse período, se necessário, podemos realizar uma nova sessão.

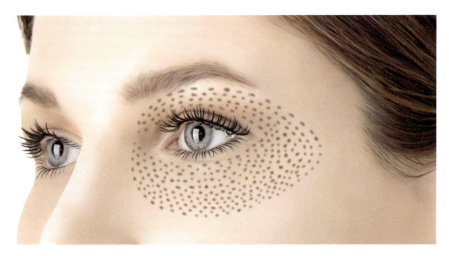

Figura 39. A figura demonstra a área de tratamento com o jato de plasma na região periocular. O tratamento deve ser realizado em sessões nos casos em que não há indicação da cirurgia das pálpebras.

A busca pela beleza de um novo olhar – tratamentos cosméticos não cirúrgicos

É importante que o médico determine a indicação do procedimento para cada caso, levando-se em consideração o fototipo da pele e o número de sessões necessárias para o tecido a ser tratado.

FALANDO SOBRE AS OLHEIRAS

Existe tratamento para cada tipo de olheira, que nem sempre aparece devido ao cansaço e à privação de sono, mas que podem conferir esse aspecto.

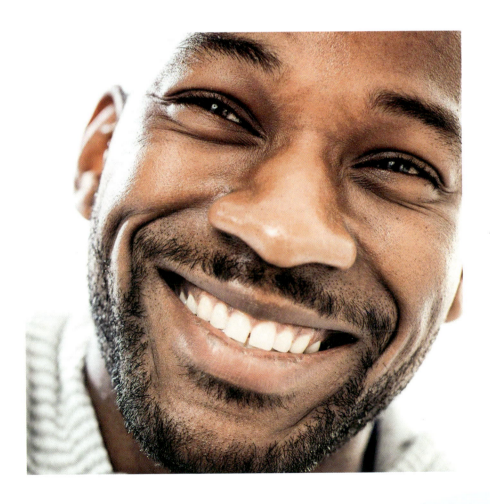

- **Hereditária** – Para quem tem predisposição genética, é comum que elas apareçam após os 30 anos, com o envelhecimento e a pigmentação da pele.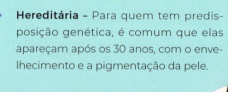

- **Alérgica** – Pessoas com alergia respiratória têm tendência a ter olheiras, pois o processo alérgico dificulta a drenagem dos líquidos, causando uma coloração arroxeada nos olhos.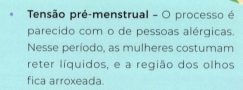

- **Tensão pré-menstrual** – O processo é parecido com o de pessoas alérgicas. Nesse período, as mulheres costumam reter líquidos, e a região dos olhos fica arroxeada.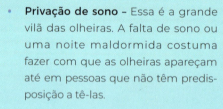

- **Privação de sono** – Essa é a grande vilã das olheiras. A falta de sono ou uma noite maldormida costuma fazer com que as olheiras apareçam até em pessoas que não têm predisposição a tê-las.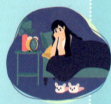

Alguns tratamentos modernos são capazes de amenizar o aspecto dessa vilã. É importante esclarecer que a análise do tratamento é feita individualmente e em consultório. Cada pessoa, cada tipo de pele e causa têm um tratamento único e específico.

A busca pela beleza de um novo olhar – tratamentos cosméticos não cirúrgicos

BLEFAROPLASTIA E PTOSE PALPEBRAL: QUAL A DIFERENÇA?

As cirurgias de blefaroplastia e correção de ptose palpebral são distintas.

A blefaroplastia pura aborda a dermatocálase (excesso de pele palpebral) e as bolsas de gordura nas pálpebras superiores e inferiores. Trata-se da remoção do excesso da pele e da bolsa de gordura, comuns a partir dos 40 anos de idade. É um procedimento puramente estético, embora em alguns casos o excesso de pele possa comprometer parte do campo visual.

Devemos lembrar que pouco interfere o excesso de pele quando o músculo elevador da pálpebra é suficientemente competente para abri-la **(Figura 40)**.

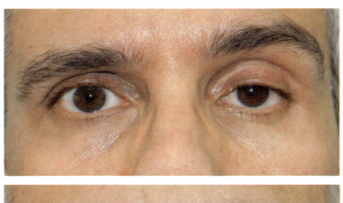

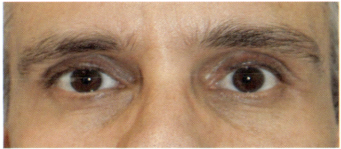

Figura 40. As imagens mostram um caso de ptose palpebral, acima, e depois de 3 meses da abordagem cirúrgica, abaixo. Nota-se que o problema era basicamente a falta de força do músculo que eleva a pálpebra e não o excesso de pele palpebral.

Nesse caso, chamamos de ptose palpebral. Ou seja, a incompetência do músculo que eleva a pálpebra superior. Tais pacientes frequentemente elevam o mento como tentativa de compensar a queda palpebral e melhorar a visão. Nesse caso, devemos avaliar a função do músculo elevador da pálpebra superior e estudar a causa provável do problema em cada paciente.

Durante o exame oftálmico completo, o médico também deve analisar a posição do reflexo de luz do *flash* da máquina fotográfica. Quando a posição da pálpebra superior cobre parte da pupila ou então quando a distância entre o reflexo de luz e a borda da pálpebra superior (MRD) estiver diminuída (menos de 3,5 mm), estaremos diante de um provável caso de ptose palpebral. Além desse importante dado do exame clínico, o cirurgião poderá solicitar outros exames que comprovem que o problema é funcional e não estético: o teste de campo visual, por exemplo.

Há casos em que a dermatocálase e a ptose ocorrem simultaneamente, e então é preferível corrigir a ptose palpebral no mesmo tempo cirúrgico, removendo-se o excesso de pele e corrigindo o músculo da pálpebra. Nesse caso, a cirurgia é considerada funcional e estética.

Ambas as cirurgias são realizadas com infiltração anestésica local e sedação, com duração de 2h de procedimento, em caráter ambulatorial.

CIRURGIA DAS PÁLPEBRAS EM ORIENTAIS

A cirurgia plástica nas pálpebras orientais é procurada por pacientes jovens e na meia-idade. O objetivo é propiciar uma aparência mais jovem com a criação do sulco palpebral superior ou torná-lo mais aparente. Muitos orientais nascem sem a marca da dobra palpebral. Outros, apresentam-na em uma das pálpebras ou, então, em ambas, porém com a presença da prega baixa.

A pálpebra oriental é estruturalmente bem diferente da pálpebra ocidental. A espessura maior da pele e maior quantidade de gordura são as alterações mais frequentes. O músculo que levanta a pálpebra (músculo elevador

A busca pela beleza de um novo olhar – tratamentos cosméticos não cirúrgicos

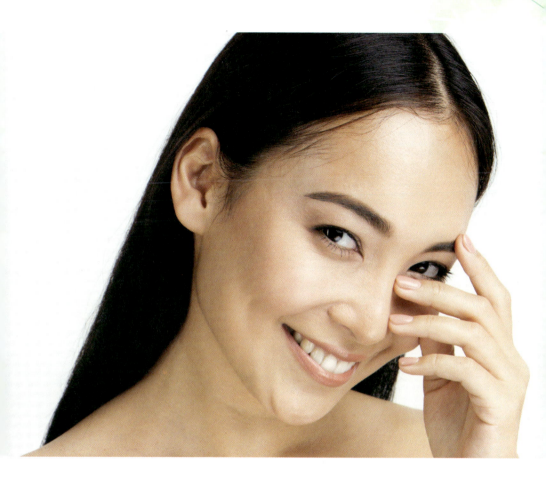

da pálpebra) insere-se na pele, formando a particular "dobrinha" na pele, característica das pálpebras ocidentais. Cerca de metade dos orientais tem a inserção desse músculo muito baixa, não formando a tal "dobrinha".

Apesar de marca registrada da etnia, não agrada a todos, pois referem ficar com "olhar menos desperto" ou "cara de sono", "pouco ativo". Pensando assim, é muito requisitada a cirurgia que ficou batizada como "ocidentalização", na qual é artificialmente desenhada essa prega de pele **(Figura 41)**.

Muitas vezes, as mulheres orientais não conseguem usar sombra ou delineador, pois não há demarcação anatômica da prega palpebral, e acabam borrando a maquiagem com a pele da pálpebra.

Desenhando um novo olhar – A tão sonhada cirurgia plástica das pálpebras
Guia médico completo sobre a blefaroplastia

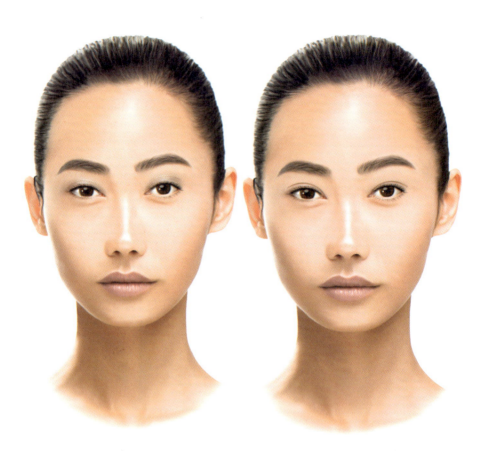

Figura 41. As ilustrações demonstram a simulação do resultado ideal de uma blefaroplastia oriental para confecção da "dobrinha" ou sulco palpebral natural para a etnia. Vale a pena lembrar que cada paciente apresenta um desejo de acordo com aquilo com que mais se identifica em relação à altura do sulco palpebral.

A busca pela beleza de um novo olhar – tratamentos cosméticos não cirúrgicos

AS PÁLPEBRAS SUPERIORES E AS SOBRANCELHAS

As sobrancelhas caídas são causa comum de desconforto, pois geram uma aparência triste e cansada. Para levantar a sobrancelha existem opções não cirúrgicas e cirúrgicas.

O aspecto das sobrancelhas tem papel fundamental na estética e expressão faciais, devendo estar em completa sintonia com os olhos e a região da testa. Quando as sobrancelhas caídas começam a prejudicar a aparência dos olhos, podem dar um ar de tristeza e cansaço, colaborando ainda mais para aumentar o excesso de pele nas pálpebras superiores e criar um aspecto de pálpebras caídas. Ao levantar a sobrancelha é possível restaurar um olhar mais descansado e menos triste. A sobrancelha caída pode ser genética (de origem familiar) ou, na maioria dos casos, ocorre conforme o aumento da idade.

SUSPENSÃO DOS SUPERCÍLIOS

No ser humano, existe um equilíbrio dinâmico entre os músculos elevadores e depressores dos supercílios, conforme conversamos em "Matemática das pálpebras". Com o avanço da idade, esse equilíbrio é deslocado em favor dos músculos depressores, resultando em queda dos supercílios. Fatores outros como gravidade, perda da tonicidade da pele, atrofia muscular, reabsorção óssea, alterações hormonais e hereditariedade contribuem para que ocorra a ptose. A porção lateral do supercílio é a primeira a ficar comprometida em virtude da grande distância da inserção do músculo frontal e das delicadas inserções faciais dessa região.

A queda dos supercílios dá uma impressão de redundância de pele palpebral, principalmente lateral. Em tais condições, o ideal seria primeiramente corrigir o supercílio antes de proceder à blefaroplastia da pálpebra superior. Muitos pacientes que desejam a cirurgia das pálpebras apresentam na verdade significativa ptose de supercílios. Em geral, opta-se por realizar a elevação dos supercílios em conjunto com a blefaroplastia. Para isso, o paciente deve estar de acordo com o procedimento.

É fundamental ressaltar a diferença anatômica dos supercílios em relação ao sexo. No homem, o supercílio é normalmente mais volumoso e mais baixo, enquanto na mulher é mais delgado e mais alto.

Há quatro recursos principais para promover a elevação dos supercílios: elevação direta **(Figura 42)**, *lift* temporal, *lift* coronal e, mais recentemente, por via endoscópica. O cirurgião necessita examinar cuidadosamente o paciente e traçar um plano de tratamento individualizado.

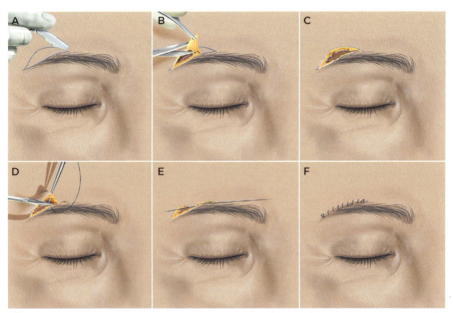

Figura 42. As ilustrações demonstram a simulação de um passo a passo da técnica de elevação da cauda das sobrancelhas por via externa. Em geral, a cicatriz torna-se inaparente de 6 meses até 1 ano após o procedimento.

FOX EYES

Um dos procedimentos que mais foram procurados nos últimos anos é o *Fox Eyes*, ou "olhos de raposa". A técnica é popular por realçar o olhar, deixando o rosto mais harmonioso e com um olhar mais expressivo.

O procedimento pode ser realizado de duas formas: cirurgicamente ou não. A técnica não cirúrgica é menos invasiva, porém o resultado não é definitivo; pode durar até 24 meses, dependendo do procedimento escolhido. Para quem deseja um resultado definitivo, a cirurgia é a opção mais indicada, pois ela ajudará a abrir o olhar e contribuirá para a harmonização facial.

Para quem busca técnicas minimamente invasivas, o efeito *Fox Eyes* pode ser alcançado com aplicação de toxina botulínica e até mesmo *lifting* palpebral ou fios de PDO. Há casos em que a cantoplastia (cirurgia do canto dos olhos) associada à blefaroplastia pode ser indicada para se alcançar o resultado almejado. Esse procedimento cirúrgico consiste em modificar a posição do canto lateral da pálpebra inferior, deixando-o mais elevado.

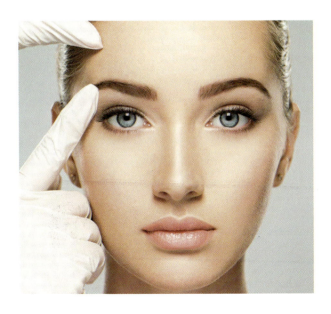

A técnica também deixa toda a pele da pálpebra mais lisa. A cirurgia é realizada com uma pequena incisão, com uso de anestesia local e sedação do paciente para que ele se sinta mais confortável durante o procedimento. A cicatriz, como na maioria dos procedimentos palpebrais, torna-se inaparente com o passar das semanas.

- A cirurgia *Fox Eyes* é o novo procedimento das celebridades. A modelo norte-americana **Bella Hadid** foi uma das precursoras do procedimento, que também já deu um *up* no olhar de **Kendall Jenner**.

- Pode ser combinada com a blefaroplastia (retirada do excesso de pele e bolsas de gordura das pálpebras); assim, o paciente deixa de ter um olhar cansado e triste. Esse procedimento consiste em modificar a posição do canto lateral da pálpebra inferior, deixando-o mais elevado.

- A técnica *Fox Eyes* é indicada para pessoas que desejam resultados mais definitivos, mas vale ressaltar que cada pessoa tem características faciais únicas e que a técnica utilizada será de acordo com o gosto da pessoa e com o que o cirurgião achar ser o ideal, de forma que atenda às expectativas do paciente.

- A técnica deixa a região periocular com olhar mais feminino e expressivo. A cirurgia é realizada com elevação da região lateral dos olhos. Recomenda-se que o procedimento seja realizado com anestesia local e sedação para que o paciente se sinta mais confortável.

CANTOPEXIA E CANTOPLASTIA

Ao realizar a cirurgia de blefaroplastia, o cirurgião pode associar técnicas cirúrgicas complementares no canto dos olhos, com o objetivo de reposicionar e dar mais firmeza e suporte à pálpebra inferior. Esses tratamentos são denominados Cantopexia e Cantoplastia.

A diferença entre os dois é:
- **Cantopexia** é um procedimento de suporte indicado no qual o canto lateral é fixado em posição superolateral, dando suporte à pálpebra inferior.
- **Cantoplastia** é um procedimento em que se realiza uma cirurgia plástica no canto lateral, podendo ser elevado e fixado ao rebordo lateral da órbita. Pode ser considerada mais elaborada e refixa a pálpebra mais fortemente que a cantopexia.

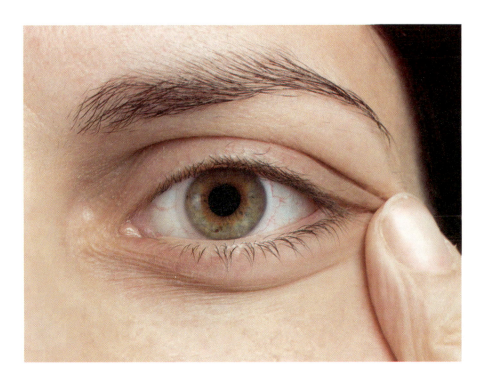

Efetuar esse procedimento de dar suporte ao canto dos olhos tornou-se parte da blefaroplastia inferior, pois ela reduz a chance de ocorrer um mau posicionamento palpebral e ocasionar um desfecho malfeito, afetando não só a estética, mas também a sua funcionalidade.

O profissional especialista fará uma análise profunda para determinar qual tratamento fornecerá os melhores resultados para as necessidades do paciente.

CIRURGIA REPARADORA DAS PÁLPEBRAS

A reconstrução das pálpebras é indicada em casos de trauma palpebral, tumores palpebrais ou de complicações, como cirurgia plástica prévia malsucedida.

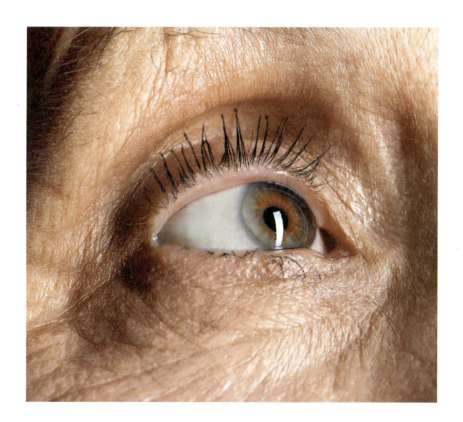

A busca pela beleza de um novo olhar – tratamentos cosméticos não cirúrgicos

Há várias técnicas cirúrgicas para a reconstrução da área que se perdeu, mas nem sempre é possível a reconstrução em um único procedimento.

Em muitos casos utilizamos a associação das técnicas de cantoplastia e enxertia de pele, de acordo com a necessidade de cada caso.

O procedimento cirúrgico popularizado pelo nome *Madame Butterfly* é uma das técnicas cirúrgicas mais utilizadas para a correção estética da pálpebra inferior, que consiste na elevação da parte média da face pela via transconjuntival. Entre os casos mais frequentes de indicação dessa cirurgia estão pacientes que se submeteram a uma blefaroplastia inferior e, como efeito, obtiveram cicatrizes e retração palpebral. Isso porque, consequentemente, pode ser que não consigam mais fechar completamente os olhos, fazendo-se necessária a reconstrução estética.

Esse procedimento geralmente é realizado com anestesia local e sedação. Há a preocupação do melhor momento para a reconstrução do ponto de vista do bem-estar psicossocial do paciente após esse tipo de evento inesperado. Portanto, é imprescindível certificar-se da melhor técnica cirúrgica e alinhar com o paciente e sua família as reais e possíveis expectativas sobre a melhora funcional e estética. Cada caso é um caso.

"Meu compromisso não é apenas fazer a melhor cirurgia palpebral e, sim, despertar a sua melhor versão em busca da sua autoestima.

Dr. André Borba

capítulo

7

MAQUIAGEM, PROCEDIMENTOS ESTÉTICOS _e_ OUTROS ITENS DE BELEZA DEPOIS DA BLEFAROPLASTIA

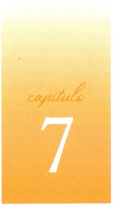

MAQUIAGEM, PROCEDIMENTOS ESTÉTICOS E OUTROS ITENS DE BELEZA DEPOIS DA BLEFAROPLASTIA

MAQUIAGEM

A maquiagem pode, sim, ser utilizada tranquilamente, porém alguns cuidados importantes devem ser redobrados. O uso excessivo de maquiagem pode causar danos à saúde dos olhos, provocando alergias, e ser a porta de entrada para contaminações.

De acordo com a Sociedade Brasileira de Oftalmologia, duas em cada dez mulheres que utilizam grande quantidade de maquiagem nos olhos apresentam problemas oculares. A principal causa é o uso inadequado

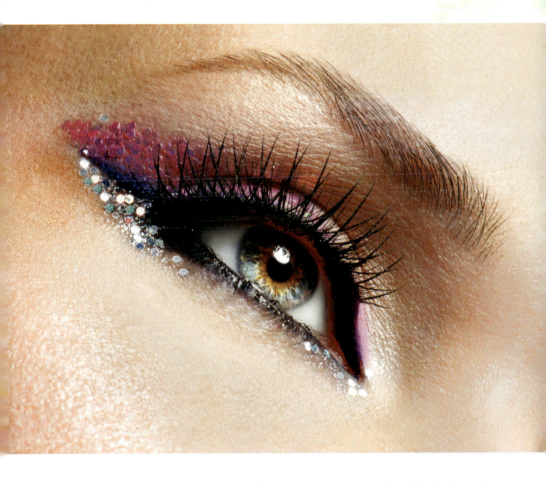

e excessivo. A higienização correta dos pincéis, o prazo de validade de cada produto e o descuido na hora da aplicação podem deixar os olhos mais vulneráveis as doenças.

Muito cuidado no momento de remover a maquiagem, pois, muitas vezes, materiais como sombra, *glitter*, lápis e rímel podem se acumular na parte interna das pálpebras e obstruir as glândulas localizadas nessa região. O acúmulo de maquiagem na região dos olhos pode levar a alguns sintomas de alerta: irritação, coceira, vermelhidão, lacrimejamento constante, sensação de areia ao piscar, fotofobia, inchaço das pálpebras e até secreção.

Desenhando um novo olhar – A tão sonhada cirurgia plástica das pálpebras
Guia médico completo sobre a blefaroplastia

DICAS PARA QUEM UTILIZA
MAQUIAGEM
DIARIAMENTE

1 Remover toda a maquiagem antes de dormir

2 Evitar ao máximo o contato da maquiagem com a parte interna dos olhos

3 Higienizar rotineiramente os pincéis e esponjas após a utilização

4 Não compartilhar pincéis e maquiagens, pois podem estar contaminados

5 Dê preferência à utilização de produtos antialérgicos e de boa qualidade; claro, observando-se sempre a data de validade dos seus produtos

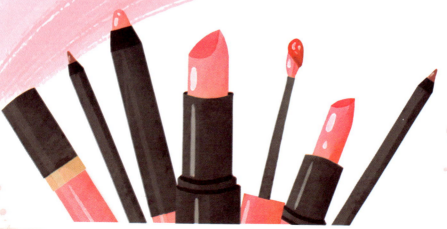

122

Maquiagem, procedimentos estéticos e outros itens de beleza depois da blefaroplastia

Este processo pode ocasionar a blefarite, uma inflamação que afeta as pálpebras e pode provocar, dentre outros sintomas: vermelhidão, descamação da pele e coceira ao redor dos olhos. Por isso é de extrema importância retirar totalmente a maquiagem antes de dormir. Além de auxiliar na saúde da pele, pode evitar possíveis danos as pálpebras.

A orientação é utilizar demaquilantes ou shampoos infantis adequados para a higienização das pálpebras e região dos olhos. Se mesmo assim o desconforto persistir, evite usar maquiagem e procure um especialista para examinar e checar se há a necessidade de prescrever tratamento com colírios e/ou outros medicamentos.

Contudo, não é preciso deixar de lado as maquiagens. Apenas intensifique os cuidados na hora de realçar a beleza do olhar.

Os problemas mais comuns decorrentes do uso inadequado dos cosméticos na região dos olhos são: alergia, inflamação e irritação da área interna ou externa dos olhos.

COSMÉTICOS PARA A ÁREA DOS OLHOS

Olheiras e bolsas não trazem desconforto físico, porém quem convive com elas sabe como pesam no rosto, envelhecem e deixam a pessoa com um ar cansado.

Estes são os motivos que fazem as pessoas, tanto mulheres como homens, procurarem cada vez mais produtos que amenizem este aspecto de cansaço.

Como apresentado no início deste livro, por volta dos 35 anos de idade as bolsas de gordura na região das pálpebras, inferiores ou superiores, tornam-se mais projetadas e evidentes. Isto ocorre porque inicia-se um processo de frouxidão do músculo que está sob a pele da pálpebra inferior, conhecido como músculo orbicular dos olhos, que não consegue conter o volume desta bolsa de gordura, por perda da tensão.

Este processo pode piorar por noites mal dormidas, ingestão de bebidas alcoólicas, estresse físico e emocional e algumas doenças, especialmente a Doença de Graves (relacionada à tireoide) e por problemas renais. Assim, estes produtos amenizam o aspecto causado pelas olheiras e bolsas, mas, obviamente, não trazem um efeito de tratamento como uma cirurgia plástica ou *laser* para as rugas.

Além disso, o tratamento dependerá do estilo de vida e da prática de hábitos saudáveis do indivíduo, como exercícios físicos, alimentação adequada, boa hidratação etc. Ótimos dermocosméticos não conseguem vencer os efeitos maléficos das rugas e desvitalização da pele que ocorrem nos fumantes e adoradores do sol, por exemplo.

A escolha do produto mais indicado e o melhor tratamento para o seu caso em especial poderão ser orientados por médico especialista em pálpebras, pois dependerá de todos os fatores que comentamos e do exame da sua pálpebra, onde se avalia: qualidade da sua pele, grau de hidratação, presença de rugas, grau de flacidez e pigmentação.

MICROPIGMENTAÇÃO DAS SOBRANCELHAS

A micropigmentação e o *design* das sobrancelhas são técnicas que podem melhorar muito o alinhamento dos fios, tendo base nas técnicas de visagismo.

Para isso, é necessário avaliar as características do formato do rosto, simetria e medidas precisas da face, pois assim se chega ao contorno ideal para cada tipo de rosto. As sobrancelhas dão mais expressão, harmonia e vitalidade, podendo até mesmo rejuvenescer e levantar o olhar.

No entanto, em alguns casos, há certo exagero na tentativa de mascarar os sinais de envelhecimento, principalmente na área da cauda da sobrancelha, que comumente torna-se caída com o avançar da idade.

Quando mal desenhadas, podem dar um aspecto indesejável, como deixar um rosto assimétrico, a pálpebra caída e até a sensação de que um olho é maior que o outro.

Maquiagem, procedimentos estéticos e outros itens de beleza depois da blefaroplastia

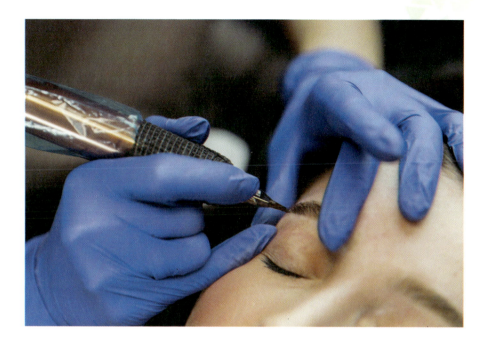

Na minha experiência, percebo que muitas vezes a micropigmentação ou tatuagem da sobrancelha pode prejudicar os resultados de uma futura cirurgia plástica pois, na maioria dos casos, a sobrancelha é pintada mais para cima do que deveria, a fim de "mascarar" a queda dos tecidos. Por isso, não considero a pigmentação das sobrancelhas uma opção boa para quem deseja levantar a sobrancelha.

Porém, sou fã do trabalho artístico dos profissionais desta área. Sempre encaminho os pacientes após o 3º mês das cirurgias de supercílios como complemento seguro na beleza de um novo olhar.

A internet não filtra os registros sobre os temas pesquisados. Para se obter respostas adequadas e fidedignas à sua pesquisa, busque textos científicos acadêmicos e de relevância na literatura médica.

Dr. André Borba

capítulo

8

DÚVIDAS E MITOS
SOBRE A CIRURGIA DAS PÁLPEBRAS

capítulo 8

DÚVIDAS E MITOS SOBRE A CIRURGIA DAS PÁLPEBRAS

DR., VOCÊ VAI ME VER ANTES DA CIRURGIA?

Recebemos diariamente esta pergunta dos pacientes que serão operados. E a resposta é: **Sim**. Quantas vezes forem necessárias! Sempre! Após a primeira avaliação, é muito comum os pacientes ficarem ansiosos e apresentarem dúvidas antes do procedimento.

E SE EU AINDA SENTIR MEDO NO DIA, ANTES DA CIRURGIA?

É de extrema importância que o paciente se sinta seguro antes de realizar a tão sonhada cirurgia! Mesmo se houver dúvidas que possam parecer simples sobre o pós-operatório e recuperação, o importante é que o cirurgião e o paciente estreitem ao máximo a relação médico/paciente, alinhando suas expectativas diante da possibilidade cirúrgica. Sendo assim, você só fará a cirurgia se realmente se sentir confortável com isto.

> PRECISO USAR TAMPÃO DEPOIS DA CIRURGIA?
> POR QUANTO TEMPO FICO INTERNADA(O)?
> PRECISO DORMIR SENTADA(O)?

Após a realização de cirurgia das pálpebras, os olhos **não** necessitam de oclusão ou tampão ocular e, por se tratar de um procedimento minimamente invasivo, o paciente poderá ir para casa normalmente, realizando somente compressas frias para um maior controle do inchaço. No momento em que for se deitar, não há necessidade de dormir sentado: recomenda-se apenas que haja uma elevação da cabeceira da cama em 30 graus, a fim de auxiliar o desinchaço nas primeiras 48h pós-cirurgia.

> MINHA VISÃO É PREJUDICADA APÓS A CIRURGIA?

A visão não diminui após a cirurgia plástica das pálpebras. O máximo que pode ocorrer é um embaçamento leve porque a pálpebra está inchada e o olho mais lacrimejante. Lembre-se de que a função de distribuição da lágrima é importante para a nitidez da visão e fica

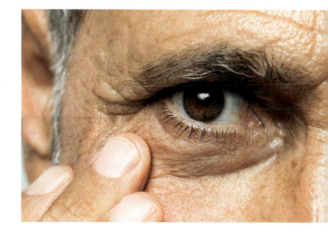

temporariamente prejudicada nesta fase. Isto pode ser revertido com o uso de colírios lubrificantes ou lágrimas artificiais.

Caso você ainda tenha alguma dúvida se poderá ler, ver WhatsApp, trabalhar no computador e assistir televisão: tranquilize-se, tudo é permitido. Nada disso influenciará o resultado final da cirurgia.

Apenas dose seu tempo para a realização das compressas geladas e utilize colírios lubrificantes para evitar o ressecamento ocular, o que pode ser comum nos primeiros dias de pós-operatório.

POR QUANTOS DIAS DEVO FICAR COM OS PONTOS?

Os pontos da pele são retirados em torno do 5º ao 7º dia de pós-operatório. Ao contrário do que se pensa, a retirada dos pontos é segura, não causa dor nem sangramento.

QUANDO VOLTAREI A TER UMA APARÊNCIA "NORMAL"?

A recuperação é pouquíssimo dolorida. Manchas roxas no local são comuns nos primeiros dias e podem durar de 10 a 15 dias para desaparecer.

Fazer compressas de água gelada alivia o incômodo e diminui o inchaço.

A princípio, logo após a cirurgia, a visão pode ficar ligeiramente embaçada pelo uso de pomadas oftálmicas. Para trabalhar no computador, ler ou assistir à televisão, geralmente o paciente estará apto em 48h após o procedimento. No entanto, essas indicações dependem muito das condições de cada paciente.

Dúvidas e mitos sobre a cirurgia das pálpebras

■ SERÁ USADA ANESTESIA LOCAL OU GERAL?

A melhor técnica é definida pelo cirurgião, em parceria com o paciente. Em todas as opções de anestesia, o preparo para cirurgia das pálpebras deve contemplar dois aspectos: a segurança do paciente e o conforto do cirurgião.

Na maioria das vezes, a técnica de escolha é a anestesia local associada com sedação.

Esta técnica é mais indicada para cirurgias de pequeno porte e em boa parte das estéticas. Nela, somente uma pequena porção de pele ou mucosa é anestesiada. Ou seja, o paciente já está relaxado e dormindo quando o cirurgião realiza a infiltração do anestésico no local a ser operado.

Uma das técnicas de sedação mais eficazes envolve dispositivos de infusão contínua. Dessa forma, os agentes anestésicos são administrados até se atingir um alvo plasmático ideal, e assim pode-se continuar durante todo o

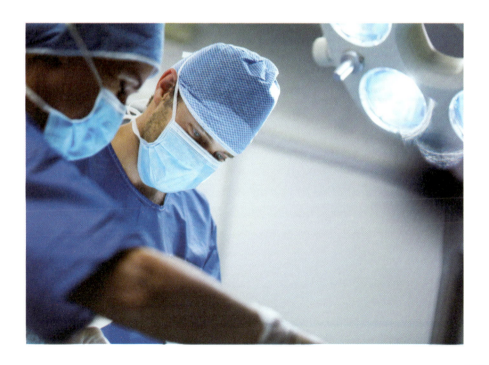

procedimento, e o paciente não sente dor. Essa técnica permite também um rápido despertar, caso o cirurgião queira avaliar os ajustes da cirurgia com o paciente semiacordado.

Ao adentrar na sala cirúrgica, realizamos um *checklist* para a anestesia segura, que inclui processos de apresentação da equipe, verificação das alergias conhecidas pelo paciente, potencial risco cirúrgico para via aérea difícil e possíveis perdas hemorrágicas, necessidade do uso de antibióticos e determinação da lateralidade cirúrgica, quando houver.

Além disso, a segurança do paciente envolve os seguintes elementos:

- Avaliação pré-anestésica: tem duas finalidades – identificar as comorbidades dos pacientes e determinar o quanto estão sob controle.
- Hipertensão arterial, diabetes *mellitus*, anticoagulação podem afetar diretamente os resultados da cirurgia.
- Outras comorbidades de maior risco, como insuficiência coronária, insuficiência cardíaca congestiva, interrupção de anticoagulação e arritmias podem pôr em risco os próprios pacientes, podendo resultar em internação prolongada etc.

QUANTO TEMPO DURA A CIRURGIA? COMO É FEITA?

Após realizado o procedimento de sedação e anestesia, a cirurgia dura em média de 1h30 a 2h, e o paciente costuma ter uma recuperação muito tranquila, especialmente quando segue corretamente as prescrições médicas. Obrigatoriamente realiza-se uma incisão na dobra ou sulco palpebral (superior ou inferior, dependendo de cada caso) e, a partir daí, com precisão e técnica, remove-se apenas o excesso de pele e de gordura.

Depois são feitas as suturas com pontos de cirurgia plástica, pensando-se no melhor processo de cicatrização possível.

Dúvidas e mitos sobre a cirurgia das pálpebras

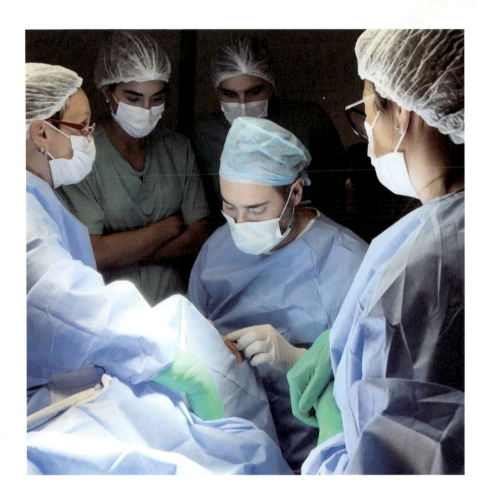

> **POSSO FAZER A BLEFAROPLASTIA JUNTO COM OUTRAS CIRURGIAS?**

O procedimento pode ser realizado isoladamente ou em conjunto com outras cirurgias plásticas faciais, como o *lifting* facial.

BLEFAROPLASTIA PELA SEGUNDA VEZ, POSSO FAZER?

Cuidado! Nem sempre o que parece excesso de pele palpebral deve ser removido! É comum a pergunta: *"Dr., gostaria de melhorar esteticamente a área dos olhos, realizando a blefaroplastia pela segunda vez. Seria possível?"*. É importante estudarmos este assunto em dois cenários:

1) Se você realizou a primeira blefaroplastia há 10 ou 15 anos e foi bem-sucedida, houve um envelhecimento natural durante este período. Nestas condições, é possível realizar novamente a blefaroplastia com tranquilidade, favorecendo a melhoria do excesso de pele ou bolsa de gordura.

2) Em caso de necessidade de um novo procedimento por insatisfação do resultado da primeira cirurgia ou blefaroplastia mal-sucedida, nem sempre é possível uma nova cirurgia, principalmente se for recente. O exame detalhado é fundamental após pelo menos 3 meses da primeira cirurgia, para se verificar as condições para o novo procedimento, dependendo da necessidade da correção funcional e/ou estética.

Portanto, mais uma vez é fundamental que haja a orientação personalizada e a realização do procedimento com técnica e segurança adequadas, permitindo a entrega do melhor resultado possível para cada caso.

QUAL O VALOR DA CIRURGIA?

Uma das perguntas mais realizadas nas redes sociais é em relação ao valor cobrado para a realização dos procedimentos médicos. O Conselho Federal de Medicina proíbe a divulgação dos custos de qualquer tratamento, não podendo o médico divulgar informações antes de uma consulta médica. Portanto, passar valores é ato antiético. Além disso, a consulta médica deve

Dúvidas e mitos sobre a cirurgia das pálpebras

ser o primeiro contato com o paciente, o que considero imprescindível. A partir daí, o médico deverá avaliar o paciente e analisar se há indicação para a cirurgia pretendida, solicitar exames pré-operatórios e traçar um plano de tratamento personalizado.

Portanto, a forma mais segura e legal para saber o valor de uma cirurgia é a consulta médica com um especialista.

No dia da cirurgia, antes do encaminhamento do paciente ao Centro Cirúrgico, o cirurgião obrigatoriamente revê o paciente e o acompanhante ou familiar, revisitando a técnica cirúrgica, de maneira a esclarecer e orientar o necessário para maior confiança e tranquilidade do paciente. Nesta conversa final, serão relembrados os detalhes do que foi comentado ao longo das consultas e os assuntos de maior relevância. Aproveitamos também este momento para dirimir eventuais novas dúvidas.

> As complicações após as cirurgias palpebrais estão intimamente relacionadas à falta de excelência do procedimento.

Dr. André Borba

capítulo

9

PATOLOGIAS DAS PÁLPEBRAS *que* DEVEM SER TRATADAS ANTES DA BLEFAROPLASTIA

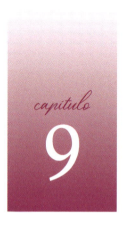

PATOLOGIAS DAS PÁLPEBRAS QUE DEVEM SER TRATADAS ANTES DA BLEFAROPLASTIA

 Lembre-se: nenhuma informação a seguir substitui a consulta com seu médico.

BLEFARITE

À primeira vista pode parecer um nome atípico, mas a doença é mais comum do que parece, sendo muitas vezes confundida com terçol ou conjuntivite. Por isso é importante entendê-la melhor e saber o que é verdade ou mito. A blefarite é uma inflamação não contagiosa que afeta a pálpebra.

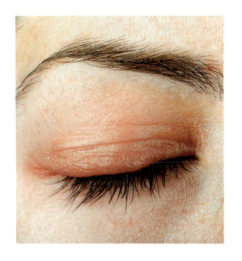

Essa inflamação pode ser causada por quadro de infecção, reação alérgica ou doenças cutâneas. No entanto uma pessoa não pode transmitir para outra. A doença pode se apresentar de forma infecciosa e alérgica, e os sintomas podem ser coceira, ardência, vermelhidão e edema, também podendo haver irritação, lacrimejamento, sensação de corpo estranho e incômodo com a luz.

CALÁZIO

Acontece quando há acúmulo de gordura nas glândulas de meibômio. Ocorre um bloqueio na saída da secreção dessas glândulas, especialmente quando a gordura é espessa. Não há colonização por bactérias, sendo uma doença inflamatória não infecciosa. Os sintomas mais comuns do calázio são o inchaço

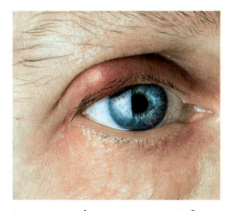

local, principalmente na pálpebra superior, mas pode acontecer na inferior de forma menos frequente. Pode acometer somente um dos olhos ou ser bilateral. Em alguns casos, a pele em torno da lesão apresenta eritema e maior sensibilidade ao toque. A dor é comum, mas de intensidade menor que a do terçol. Outros sintomas possíveis são: fotofobia (sensibilidade à luz); visão turva (dificuldade para enxergar); e diminuição da fenda palpebral pelo edema. O tratamento é feito com medidas não medicamentosas, como compressas mornas. Em geral, corticoides e anti-inflamatórios não são prescritos, podendo variar para cada paciente de acordo com a gravidade. O calázio tem evolução autolimitada em algumas semanas. A menor parte dos pacientes apresentará reincidência, sendo necessária uma avaliação médica oftalmológica para a cirurgia de desobstrução do ducto da glândula.

TERÇOL

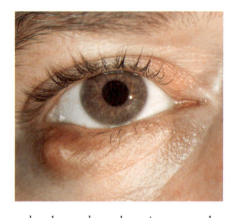

O terçol, também conhecido como hordéolo, é o entupimento das glândulas Zeis e Mol, localizadas na pálpebra. Elas são responsáveis por produzir uma das secreções que compõem a lágrima. Com a oleosidade da pele aumentada na região, o excesso de poeira do ambiente, o uso de maquiagem e a falta de limpeza adequada, elas podem obstruir e acumular líquidos. Esse tecido inflamado torna-se um ambiente propício para bactérias, especialmente estafilococos, que infeccionam o local, provocando o terçol. O terçol, por se tratar de uma inflamação, apresenta os sinais flogísticos, ou seja, vermelhidão (eritema), inchaço (edema), calor e dor na borda da pálpebra acometida. Pode haver fotofobia e sensação de corpo estranho no local edemaciado. Com a evolução do terçol, em alguns dias pode haver liberação da secreção que estava contida nas glândulas. Geralmente, o terçol tem evolução autolimitada, ou seja, ele melhora sem a necessidade de um tratamento específico, drenando a secreção e melhorando a dor. Utilizar compressas mornas ajuda bastante na drenagem. Em raros casos pode ser necessário realizar algum tipo de microcirurgia para drenar a secreção e retirar a glândula. Por isso, lembre-se de que é sempre importante procurar um Oftalmologista para obter melhores resultados no tratamento.

Patologias das pálpebras que devem ser tratadas antes da blefaroplastia

AFECÇÕES PALPEBRAIS NA SENILIDADE

As doenças palpebrais da terceira idade afetam uma grande parcela da população durante o envelhecimento e costumam ser causadas pelo aumento da flacidez dos tecidos palpebrais. Quando presentes, são corrigidas em conjunto com a blefaroplastia. As mais comuns são: ectrópio (cílios pra fora), entrópio (cílios pra dentro) e ptose palpebral (pálpebra caída).

Felizmente, com os avanços das mídias sociais e digitais, as doenças palpebrais relacionadas à idade tornam-se mais conhecidas a cada dia e podem até ser identificadas pelo próprio paciente.

Então, precisamos tirar o chapéu para a tecnologia, que, aliada à facilidade de acesso, leva o conteúdo médico a todos, favorecendo que a família ou o próprio portador de determinado problema obtenha mais informações e seja direcionado para o tratamento daquilo que necessita.

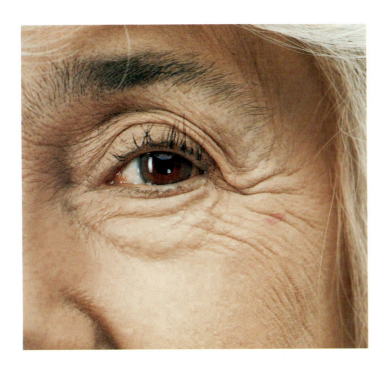

PTOSE PALPEBRAL

Certamente você já conheceu alguém com pálpebras caídas ou, pelo menos, assimétricas. Engana-se quem acredita que é apenas uma questão de estética. Chama-se ptose palpebral e significa a queda da pálpebra superior por falta de força no músculo que eleva a pálpebra. Sendo assim, a ptose está relacionada com um desequilíbrio entre as forças de elevação e de fechamento **(Figura 43)**.

A ptose palpebral também pode estar associada a casos de excesso de pele nas pálpebras superiores e à presença de lesões palpebrais que causam peso nas pálpebras.

A ptose palpebral pode ser congênita ou adquirida, uni ou bilateralmente, e levar ao comprometimento do campo visual.

Em todos os casos de ptose, há indicação de um encurtamento ou de uma ressecção do tendão do músculo elevador da pálpebra superior, fixando o músculo que eleva a pálpebra diretamente ao tarso.

No entanto, especificamente nos casos da ptose congênita, a técnica baseia-se na utilização da força do músculo frontal (sobrancelha) para elevar a pálpebra, já que não há força suficiente do músculo elevador da pálpebra.

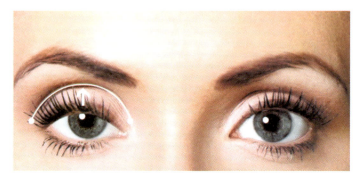

Figura 43. Ptose palpebral à direita. A ilustração demonstra a falta de força muscular para elevar a pálpebra do olho direito. Note que nestes casos a fenda palpebral fica menor que o olho normal e há uma tendência de elevação da sobrancelha na tentativa de compensar o bloqueio visual.

Patologias das pálpebras que devem ser tratadas antes da blefaroplastia

PISCAR SEM CONTROLE PODE SER SINAL DE BLEFAROESPASMO

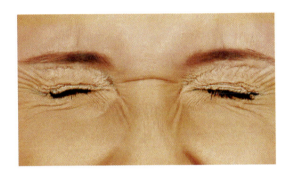

O piscar dos olhos é um ato tão natural como respirar. Talvez por isso dificilmente notamos quando há algo de errado acontecendo.

Abrir e fechar os olhos constantemente, quase sem pausa, pode ser uma doença: o blefaroespasmo essencial, que significa literalmente espasmo da pálpebra.

Os portadores dessa afecção piscam sem parar a ponto de não enxergarem nem de conseguirem fazer atividades simples do dia a dia, como cozinhar, dirigir e ler.

E, quando o paciente chega a este estágio, podemos dizer que é uma cegueira funcional, porque, apesar de estar tudo bem com os olhos, as pálpebras impedem sua abertura.

Esse movimento repetitivo e acelerado da pálpebra ocorre de maneira involuntária e é provocado por contrações do músculo orbicular dos olhos, ou seja, o músculo que fecha os olhos.

A doença não tem cura, mas pode ser tratada e controlada com a injeção da toxina botulínica em pontos específicos da pálpebra, ajudando a corrigir a contração do músculo. A aplicação deve ser feita a cada 6 meses.

Há outras terapias alternativas que auxiliam no tratamento, como fisioterapia, acupuntura, psicoterapia e outros medicamentos.

Em caso de qualquer alteração que se perceba nos olhos, é fundamental procurar um especialista o quanto antes, para que seja feito um exame minucioso a fim de detectar a doença e, se necessário, iniciar o tratamento.

ENTRÓPIO PALPEBRAL

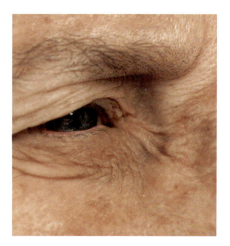

Segundo dados do Instituto Brasileiro de Geografia e Estatística (IBGE), o número de idosos nos próximos anos tende a crescer e a expectativa de vida do brasileiro aumenta gradativamente.

Mas, para se chegar à melhor idade, é preciso cuidar também da saúde do globo ocular. Os olhos também envelhecem e podem ser acometidos por doenças específicas, como o entrópio.

Essa alteração anatômica, que é definida como uma rotação interna da pálpebra, requer cuidados principalmente nos idosos.

A doença é uma alteração anatômica que se caracteriza pela inversão da margem palpebral para dentro, de maneira que a pele e os cílios ficam constantemente em contato com o globo ocular.

Essa condição atinge mais a pálpebra inferior, causando, além de lacrimejamento, irritação e sensação constante de corpo estranho nos olhos.

O entrópio pode ser congênito, mas aparece mais em idosos como resultado do processo de envelhecimento, pois, nessa fase, a pele fica mais flácida e é possível ter a perda da tensão dos músculos. Além disso, pode haver atrofia da gordura do globo ocular, que colabora para o processo.

A causa mais comum do entrópio simples é o mau posicionamento reversível do músculo orbicular.

Após diagnóstico, o tratamento é preferencialmente cirúrgico. Para isso, é necessário que o paciente faça uso de lubrificantes oculares e antibióticos.

Entretanto, como o entrópio pode afetar também a córnea, na maioria dos casos o tratamento deve ser feito o mais breve possível.

ECTRÓPIO PALPEBRAL

O ectrópio palpebral, também chamado simplesmente de ectrópio, refere-se a uma condição na qual a margem palpebral, comumente a inferior, se distancia de sua posição anatômica normal, que entra em contato com o globo ocular, passando a ficar invertida.

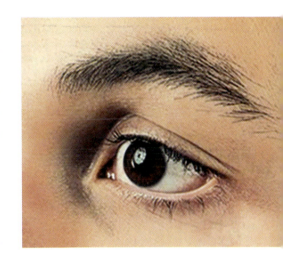

Mais simplificadamente, a pálpebra vira para fora, deixando a superfície interna exposta. Dentre as diferentes causas do ectrópio estão:

- Envelhecimento dos tecidos palpebrais.
- Cicatriz, causando retração da pele.
- Paralisia do nervo facial.
- Quando a criança nasce com o problema, é chamado ectrópio congênito.

Em geral, como manifestações clínicas os pacientes notam: lacrimejamento excessivo (pela drenagem inadequada das lágrimas) e irritação ocular (pelo ressecamento e maior exposição ocular).

O diagnóstico é realizado por meio de um exame físico, juntamente com um exame oftálmico de rotina, onde se constata maior flacidez e pouco tônus dos tecidos palpebrais.

O tratamento é cirúrgico e a técnica a ser utilizada dependerá do fator desencadeante do ectrópio.

Colírios e pomadas devem ser usados para controlar os sintomas e para proteger a córnea e hidratar a conjuntiva.

Caso não seja tratado a tempo, o paciente com maior exposição ocular poderá desenvolver lesões na córnea, que podem evoluir para uma úlcera.

LAGOFTALMO

O lagoftalmo trata-se da incapacidade de fechar os olhos. É ocasionado por algum problema que esteja afetando o músculo orbicular, levando à impossibilidade de oclusão da fenda palpebral.

Pode ter origem neurológica ou cicatricial, sendo a causa neurológica muito mais frequente.

Chamamos lagoftalmo paralítico quando é causado por paresias ou paralisias do nervo facial, na qual o fechamento ocular pode ficar completa ou parcialmente impossibilitado.

O tratamento inicial é realizado por meio da lubrificação ocular com géis ou pomadas oculares e também uso de técnicas que aumentem a umidade ambiental **(Figura 44)**.

Os procedimentos cirúrgicos baseiam-se em técnicas para proteger o globo ocular da exposição ocular, e chama-se tarsorrafia.

Esta técnica ajuda a diminuir a exposição do globo ocular temporária ou definitivamente.

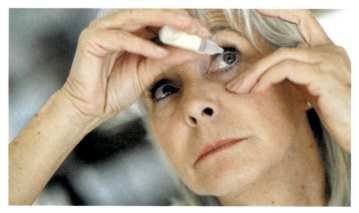

Figura 44. O lagoftalmo representa a dificuldade do fechamento ocular e pode ter várias causas, dentre elas, a falta de força no músculo orbicular dos olhos causada pela paralisia facial. É imprescindível que nesses casos haja uma suplementação do uso de colírios lubrificantes durante o dia e uso de gel dentro dos olhos ao dormir para manter a lubrificação adequada.

Patologias das pálpebras que devem ser tratadas antes da blefaroplastia

XANTELASMA

O xantelasma é uma afecção que acomete a pele, caracterizada como um conjunto de pequenos depósitos amarelados levemente salientes, localizados na pálpebra e formados por lipídios.

Pode estar ligado a alterações do colesterol sanguíneo ou então ser resultante de alterações locais do metabolismo de gorduras. Surge com frequência na área das pálpebras.

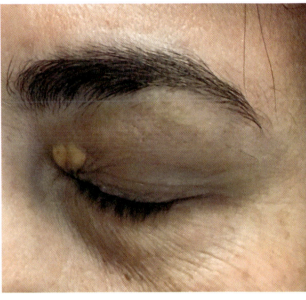

As lesões são planas e amareladas, de consistência mais firme do que a pele. Não levam a sintomas locais, sendo o incômodo apenas estético.

O diagnóstico é clínico, baseando-se no aspecto das lesões. Quando se realiza a biópsia deste tipo de lesão, o resultado revela a presença de depósito de gordura.

O tratamento tem por objetivo destruir ou fazer a ressecção das lesões. Pode ser por meio da aplicação de substâncias químicas cáusticas, eletrocoagulação, *laser* ou remoção cirúrgica com fechamento por meio de suturas, sendo que a escolha do tratamento cabe ao especialista, dependendo de cada caso.

TRIQUÍASE E DISTIQUÍASE

Triquíase é a alteração na qual os cílios estão fora da sua posição normal e acabam tocando a superfície ocular. O cílio mal posicionado tem cor e espessura semelhantes aos normais, podendo variar em número.

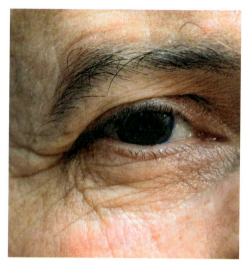

Distiquíase é frequentemente confundida com a triquíase. Trata-se de uma alteração rara em que existe uma ou mais fileiras adicionais de cílios, situadas na margem da pálpebra, posterior à fileira de cílios normais. Nesse local estão os orifícios das glândulas de Meibomius, responsáveis por produzir uma secreção sebácea.

São doenças adquiridas, de causa genética, precipitadas por algumas condições como:

- Processos inflamatórios que afetam a margem palpebral e folículos pilosos.
- Conjuntivites crônicas, como o tracoma.
- Doenças dermatológicas, como as blefarites e outras afecções da pele palpebral e a hanseníase.
- Inflamações localizadas, como os hordéolos (terçol).
- Trauma ocular e palpebral.
- Doenças conjuntivais cicatriciais, como a síndrome de Stevens-Johnson e o penfigoide ocular.
- Queimaduras químicas.

Patologias das pálpebras que devem ser tratadas antes da blefaroplastia

PEQUENOS TUMORES E LESÕES PALPEBRAIS

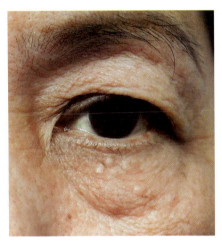

Uma série de tumores benignos e malignos pode afetar a região das pálpebras por inúmeros fatores, porém o fator genético e a radiação solar ao longo da vida são os principais fatores de risco.

As lesões palpebrais incluem uma variedade de patologias que podem ser de preocupação estética, causar danos funcionais ou ser localmente destrutivas ou ameaçadoras à vida.

O tratamento das lesões benignas e das malignas é a remoção cirúrgica. O oftalmologista remove a lesão, preferencialmente inteira, ou apenas parte dela para obter o diagnóstico, pela biópsia, antes de sua remoção por completo.

OS TUMORES PALPEBRAIS SÃO DIVIDIDOS EM **BENIGNOS** E **MALIGNOS**:

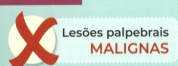

Lesões palpebrais BENIGNAS

Geralmente afetam pacientes jovens, acometem mais as pálpebras superiores quando comparados aos malignos e não interferem no crescimento normal dos cílios. Exemplos: papilomas, tumores vasculares, queratose seborreica, nevo e cistos.

Lesões palpebrais MALIGNAS

Os pacientes com tumores malignos geralmente têm mais de 40 anos de idade, sendo a maioria brancos e tipicamente com histórico de exposição solar ao longo da vida. Estes tumores acometem mais as pálpebras inferiores e o canto medial e o mais comum é o carcinoma basocelular. Os tumores palpebrais malignos podem algumas vezes aparecer clinicamente como benignos. Portanto, todas as lesões palpebrais ficam sob suspeita até serem removidas e encaminhadas para análise.

Desenhando um novo olhar – A tão sonhada cirurgia plástica das pálpebras
Guia médico completo sobre a blefaroplastia

TERMO DE ESCLARECIMENTO E CONSENTIMENTO
BLEFAROPLASTIA

Declaro que desejo me submeter voluntária e conscientemente à cirurgia estética das pálpebras. Estou ciente ainda de que esta cirurgia pode não melhorar a quantidade de visão, mas apenas parcialmente a qualidade desta, devido à melhora do excesso de pele e do contorno das pálpebras, estando também ciente dos aspectos que vêm especificados a seguir.

O objetivo da cirurgia é a melhora da estética facial, mas, levando-se em conta que a face humana e a região orbitária (dos olhos) são normalmente assimétricas, pequenas diferenças entre um lado e outro podem existir no pós-operatório.

- Mesmo após a cirurgia bem-sucedida, a flacidez da pálpebra não sofre alterações, ou seja, pode haver excesso de pele após o desinhaço, independentemente dos recursos médicos utilizados. Isto tem relação com o processo de envelhecimento natural, com a perda ou ganho de peso e com demais fatores não relacionados à cirurgia, que também podem alterar o resultado obtido em médio e longo prazos.

- No período pós-operatório, podem ocorrer desconforto, coceira, sensação de repuxamento; edema (inchaço) palpebral; hematoma (coloração arroxeada na pele), que pode ser restrito à região periocular ou se propagar pelo resto da face; epífora ou lacrimejamento; lagoftalmo (dificuldade de fechar o olho); e olho seco (redução da produção de lágrima ou instabilidade do filme lacrimal, prejudicando a lubrificação da córnea). Tais alterações costumam ser transitórias e, geralmente, melhoram após a regressão do processo inflamatório, podendo ser perenes em raras circunstâncias.

- Em alguns casos, se for necessário novo complemento cirúrgico, os custos de hospital, materiais cirúrgicos e anestésicos são de responsabilidade do paciente.

- O procedimento, como qualquer intervenção cirúrgica, mesmo sem intercorrências, oferece riscos potenciais a ele inerentes, ainda que raros, como:
  - Riscos em relação à saúde global do paciente ou ao tipo de cirurgia em si, bem como ao tempo de duração da mesma e ao tipo de anestesia realizada e/ou às condições clínicas pré-cirúrgicas do paciente e às características individuais (incluindo predisposições hereditárias, ou seja, de nascença).

Patologias das pálpebras que devem ser tratadas antes da blefaroplastia

- O tabagismo, o uso de algumas medicações, o consumo de drogas lícitas e/ou ilícitas, álcool e o uso de substâncias ou medicamentos não informados ao cirurgião podem desencadear complicações durante ou após a cirurgia, aumentando seu risco.
- Sangramentos durante e/ou após a cirurgia, tanto embaixo da pele como ao redor do globo ocular, podem necessitar de tratamento emergencial ou de reintervenção cirúrgica eletiva. Este sangramento interno ao redor do olho, durante ou após a cirurgia, pode levar raramente à perda de visão grave ou total (cegueira). O acúmulo de sangue sob as pálpebras pode retardar a cicatrização e causar fibrose cicatricial.
- Processos inflamatórios leves, moderados ou graves na pálpebra.
- Infecção pós-operatória.
- Cicatriz permanente, podendo ser visível e apresentar cistos devido às suturas. Pode ainda ocorrer a formação de queloide ou cicatriz hipertrófica (cicatriz que ultrapassa os limites da linha de cicatrização ou cicatriz mais grossa que o normal), dependendo da predisposição de cada paciente.
- Pigmentação (escurecimento) da cicatriz, o que pode ser mais ou menos evidente, também dependendo da suscetibilidade de cada paciente.
- Deiscência de sutura, ou seja, os pontos se soltarem antes do tempo previsto, em virtude de infecção, inflamação exagerada, traumas locais ou espontaneamente.

Declaro por fim que devo, segundo orientação médica, adquirir e fazer uso de toda a medicação prescrita e comparecer a todas as consultas pós-operatórias, além de comunicar imediatamente quaisquer anormalidades que venham a ocorrer após a cirurgia. Tendo sido esclarecido(a) quanto a tudo que indaguei acerca da cirurgia a ser realizada e tendo recebido este Termo com antecedência, para que pudesse ler e avaliar com calma em minha residência, juntamente com meu(s) familiar(es) ou pessoa de minha confiança, declaro que compreendi perfeitamente todas as informações contidas neste e autorizo a realização do procedimento.

Local, data.

_____

Nome do paciente ou responsável

_____

Assinatura do paciente ou responsável

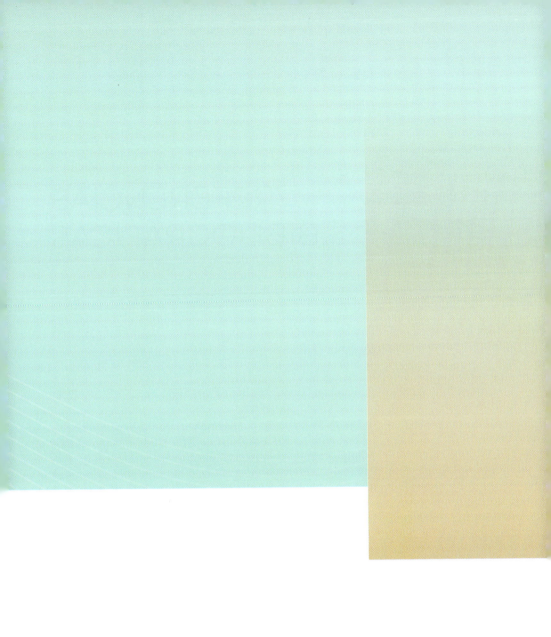

REFERÊNCIAS
BIBLIOGRÁFICAS

REFERÊNCIAS BIBLIOGRÁFICAS

Borba A, Matayoshi S, Rodrigues M. Avoiding Complications on the Upper Face Treatment With Botulinum Toxin: A Practical Guide. **Aesthetic Plast Surg**. 2022;46(1):385-394.

Borba A, Matayoshi S. **Técnicas de rejuvenescimento facial com toxina botulínica e MD Codes™**. São Paulo: Buzz, 2018.

Borba A, Rodrigues M. Fox Eye Effect Using a Transcutaneous Mini-Eyebrow Tail Lift. **Am J Cosmet Surg**. March 2022:074880682110701.

Borba A, Rodrigues M. Periorbital Filling With The MD CodesTM Algorithm: A Narrative Review and a Practical Guide. **J Cosmet Dermatol**. 2021;20(11):3398-3406.

DeMeere M, Wood Ot, Austin W. Eye Complications with blepharoplasty and other facial surgery. **Plast Reconstr Surg**. 1974;53(6):634-7.

Dias GDR, Borba A. Abordagem estética da região palpebral inferior – Uma revisão das principais opções terapêuticas. **Res Soc Dev**. 2021;10(5):e28710515033.

Dutton J. **Oculoplastic and Orbital Surgery**. Philadelphia: Lippincott Willians e Wilkins, 2001.

Lima CGMG, Siqueira BG, Cardoso IH et al. Avaliação do olho seco no pré e pós-operatório da blefaroplastia. **Arq Bras Oftalmol**. 2006;69(3):377-82.

Limongi R, Matayoshi S, Akaishi P, Pimentel AR. **Estética periocular**. Rio de Janeiro: Cultura Médica, 2018.

Limongi RM, Borba A. **Oculoplástica e Oncologia Ocular**. vol. 1 – Oculoplástica. Goiânia: Conexão Soluções Corporativas, 2020.

McCord C, Codner M. **Eyelid and Periorbital Surgery**. St. Louis, Missouri: Quality Medical Publishing, 2008.

Mélega JS, eds. Cirurgia Plástica: Fundamentos e Arte. (Cirurgia Estética). Rio de Janeiro: Guanabara Koogan; 2003, pp. 105-129; 167-78.

Simons B, McCann GJ. Cosmetic eyelid and facial surgery. **Surv Ophtalmol**. 2008;53(5):426-42.

Thorne CH eds. **Grabb and Smith's Plastic Surgery**. 6ª ed. Philadelphia: Lippincott Williams & Wilkins; 2007, pp. 486-97.

Trussler AP, Rohrich RJ. Blepharoplasty. **Plast Reconstr Surg**. 2008;121(1 Suppl):1-19.

Tyers AG, Collin JRO. **Ophthalmic Plastic Surgery**. 3.ed. Philadelphia: Elsevier, 2008.

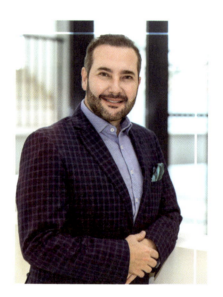

DR. ANDRÉ BORBA

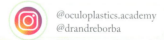

@oculoplastics.academy
@drandreborba

Dr. André Borba graduou-se em Medicina em 1994 pela Universidade Estadual Paulista (Unesp) em Botucatu, São Paulo. Fez Residência Médica em Oftalmologia no Hospital das Clínicas da Faculdade de Medicina da Universidade de São Paulo (USP) de 1995 a 1998. Subespecializou-se em Oculoplástica, Órbita e Vias Lacrimais no Jules Stein Eye Institute, Universidade da Califórnia, em Los Angeles, de 1998 a 1999.

Defendeu o Doutorado em Ciências Médicas pela USP em 2003. Atualmente é pós-doutorando pela Faculdade de Medicina de Botucatu, Unesp, São Paulo.

Borba atua com foco nos tratamentos clínicos e cirúrgicos oculofaciais, que incluem a reconstrução cosmética e funcional das pálpebras, órbita e procedimentos cosmiátricos faciais minimamente invasivos. Apaixonado pelas técnicas que promovem o rejuvenescimento facial e otimizam a blefaroplastia, Dr. André Borba tornou-se expert em uso avançado da toxina botulínica, preenchimentos faciais e trabalha com as mais atuais tecnologias. Autor de artigos científicos e coautor de livros, ele publicou as obras: *Técnicas de Rejuvenescimento Facial com Toxina Botulínica e MD Codes™*, em 2018, e *Oculoplástica e Oncologia Ocular*, Tema Oficial do Conselho Brasileiro de Oftalmologia de 2021. André Borba é ainda palestrante nacional e internacional de temas relacionados à Oculoplástica. Fundou a Oculoplastics Academy há 8 anos, a qual oferece cursos presenciais e on-line para médicos com interesse no tratamento cirúrgico e não cirúrgico das pálpebras no Brasil e em Portugal.

A paixão pela Oculoplástica tornou-me ainda mais interessado e estudioso na área das cirurgias reconstrutivas e estéticas das pálpebras, da órbita e do sistema lacrimal. Tenho como princípio que o aprendizado constante reabastece e renova a segurança para a tomada de decisão e conduta adequada diante de cada caso, de maneira personalizada. Além disso, a experiência acumulada dos anos em Oculoplástica, aliada ao desenvolvimento científico contínuo, é um dos meus maiores pontos de motivação.

Sou um grande entusiasta por tudo aquilo que possa trazer benefícios aos tantos pacientes que nos buscam no dia a dia. Posso dizer que, dos meus 51 anos de idade, 25 anos são dedicados à Oculoplástica, sendo que os últimos 8 foram dirigidos à capacitação médica nos vários procedimentos na área de Cosmiatria, com foco na cirurgia plástica ocular funcional e estética.

Nascia, em 2014, em São Paulo – Brasil, a Oculoplastics Academy, uma escola de Oculoplástica moderna e atual, um projeto educacional atuando no ensino do tratamento global do envelhecimento da face e associando os recursos minimamente invasivos da medicina estética facial às cirurgias perioculares.

Iniciei com cursos presenciais de capacitação em toxina botulínica e preenchimento facial, que se tornaram conhecidos e expandiram-se para todo o Brasil e alguns países da América Latina e Portugal.

Atualmente, a Oculoplastics Academy apresenta um portfolio rico e completo na área de rejuvenescimento oculofacial e desenvolveu metodologias e programas de cursos nos temas de maior interesse médico: cirurgias palpebrais funcionais, blefaroplastia e procedimentos complementares, injetáveis, tecnologias, rejuvenescimento facial ao vivo, anatomia com dissecação em cadáveres frescos, gestão do

Saiba mais sobre
A CRIAÇÃO DA OCULOPLASTICS ACADEMY

consultório, órbita, cavidades anoftálmicas e vias lacrimais. Todos os cursos podem ser presenciais ou on-line e ainda contam com um programa especial de *Observership* aos médicos estrangeiros.

A Oculoplastics Academy cresce a cada dia e já está presente em diversos países sob a responsabilidade de uma equipe de cirurgiões oculoplásticos de altíssimo nível, líderes em seus países. Este avanço impacta positivamente a formação dos futuros profissionais e, principalmente, pacientes nos diversos países.

Acredito que estamos adentrando numa nova era do conceito de estética oculofacial e bem-estar, ligados diretamente ao autocuidado e autoestima. Desse modo, é fundamental a informação e comunicação sobre as várias possibilidades de tratamentos que otimizem os resultados e minimizem os riscos. Por isso a necessidade constante e a busca pelo conhecimento sobre a utilização dos *lasers*, radiofrequências, ultrassom microfocado, além do uso dos fios de sustentação, injetáveis e toxina botulínica, cada vez mais presentes neste novo e amplo arsenal.

Que possamos aproveitar os recursos disponíveis para a conquista de um novo olhar, numa fase cheia de possibilidades para proporcionar o melhor tratamento oculofacial com base na saúde completa e no bem-estar integral de nosso bem maior: o ser humano.

André Borba

Acesse www.oculoplasticscademy.com e encontre o nosso embaixador e expert em Oculoplástica no seu país. Somos um grupo que valoriza a responsabilidade social e compartilha ensino médico de maneira ética, didática e segura.

Canal direto com o
AUTOR

Quer saber mais sobre
BLEFAROPLASTIA?

Fale com o
Dr. André Borba
acessando o
QR code ao lado

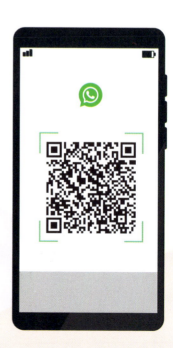